Die Heldin geht weiter

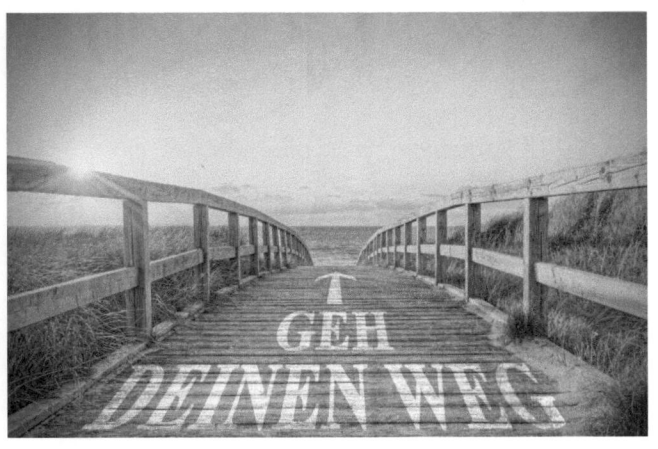

- zu einem Leben in der eigenen Kraft -

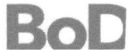

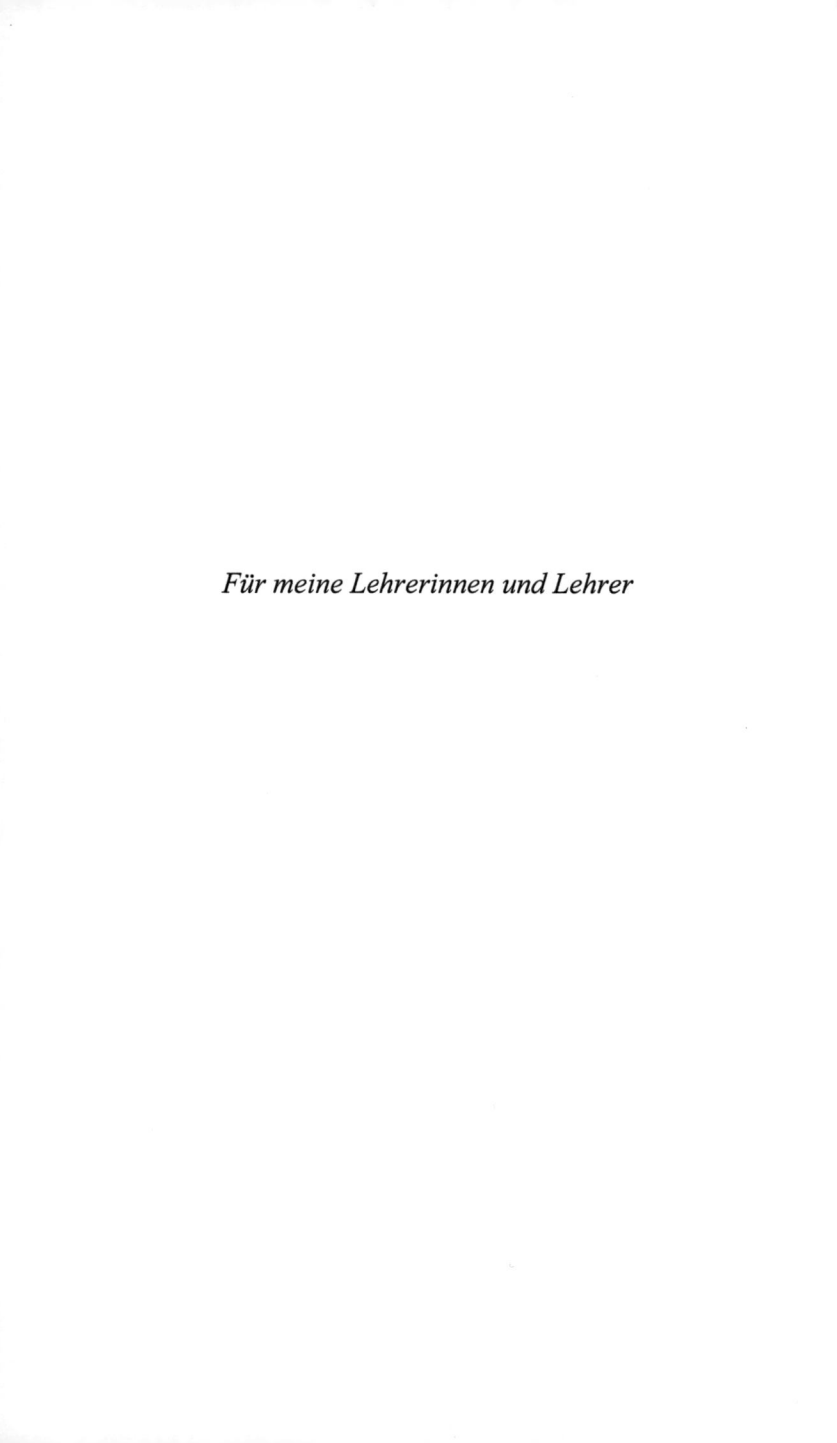

Für meine Lehrerinnen und Lehrer

Ute Frank

Die Heldin geht weiter

- zu einem Leben in der eigenen Kraft -

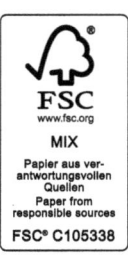

Bibliografische Information der Deutschen Nationalbibliothek:
Die Deutsche Nationalbibliothek verzeichnet diese Publikation in der Deutschen Nationalbibliografie; detaillierte bibliografische Daten sind im Internet über http://dnb.dnb.de abrufbar.

Herstellung und Verlag: BoD – Books on Demand, Norderstedt

ISBN: 978-3-8423-3503-5

Inhaltsverzeichnis

Einleitung

Voller Stolz präsentiere ich nun die Weiterführung von „Erwecke die Heldin in Dir". Dieses Buch kann aber durchaus auch getrennt von dem ersten gelesen werden, da es wieder neue und andere Aspekte anspricht. Es handelt von der erwachten Heldin, die voller Präsenz und Achtsamkeit durch ihr Leben geht. Ausgerichtet auf ihr Ziel, welches sie nicht aus den Augen verliert selbst wenn sie zwischendurch auch kleinere Niederlagen hinnehmen muss. Der Heldin gelingt es immer wieder aus eigener Kraft aufzustehen und weiterzugehen. Sie ist sich ihrer Stärken und ihrer Austrahlung bewusst. Sie weiß, dass Leben Veränderung bedeutet und kann auch mal über sich selbst lachen, wenn die Dinge nicht so laufen, wie sie es sich wünscht. Unsere Heldin geht ihren Weg mit der Philosophie des Yoga, welche ihr Handeln sinnvoll unterstützt.

Wie alle meine Bücher möchte ich auch dieses wieder sehr persönlich gestalten und erlaube mir ein vertrauliches „Du". Dies ist auch dem Umstand geschuldet, dass ich immer wieder von mir erzähle und meine eigenen Wahrheiten anführe. Diese sollen von Dir nicht einfach akzeptiert werden, sondern für

Dich geprüft und dann für passend oder unpassed erklärt werden.

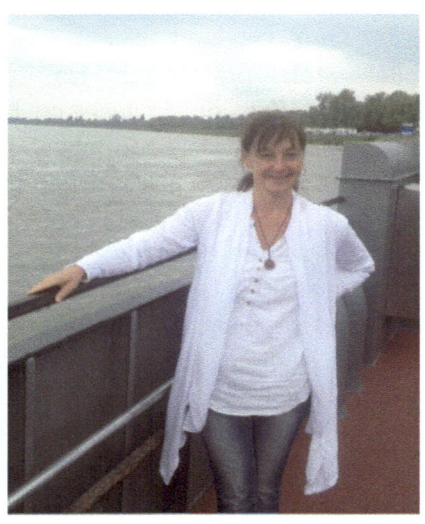

Hier siehst Du ein Bild von mir. Dieses erinnert mich immer wieder an die Heldin in mir, an die Kraft und das Licht welches in mir steckt und welches auch Du in Dir trägst. Bringe es zum leuchten, indem Du Dir Deiner Stärken als Heldin mehr bewusst wirst.

Möchtest Du es mit noch mehr Präsenz und Ausstrahlung füllen? Dann komm mit auf den weiteren Weg, welcher wie eben geschrieben ein persönlich von mir gegangener ist.

Das Buch greift die Themen „Achtsamkeit, Ziele, Hindernisse" und einiges mehr auf auf und erläutert sie, um der Heldin in uns den Weg zu einem erfüllten Leben aufzuzuzeigen. Ihre Eigenschaften werden in folgender Übungsreihe spürbar, die wir dann Kapitel für Kapitel näher kennen und verstehen lernen. Wichtig ist mir der Hinweis, dass dieses Buch natürlich keinen Arzt oder Heilpraktier ersetzt. Du solltest gesund sein und Deine Grenzen kennen. Bei Knie und Hüftbeschwerden solltest Du sehr achtsam sein und im Zweifelsfalle einen Dir bekannten Yogalehrer, Arzt oder Therapeuten befragen.

Übungsreihe der erwachten Heldin

- Beginne im Stand. Die Füße hüftgelenkbreit. Die Hände sind vor der Brust in der Grußhaltung gefaltet. (Anjali Mudra) Das Becken leicht nach vorne kippen, so dass sich der Rücken fast schon von allein aufrichtet. Stelle Dir vor an Deinem Scheitel sei ein unsichtbarer Faden, der Dich nach oben zieht. Gönne Dir einen Moment der Ruhe und sammle Dich.

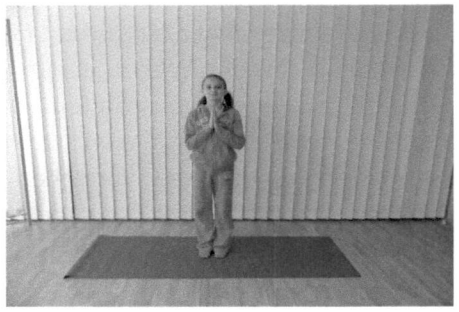

- Einatmend (E) führe die Arme nach oben, komme in eine kleine Rückbeuge.

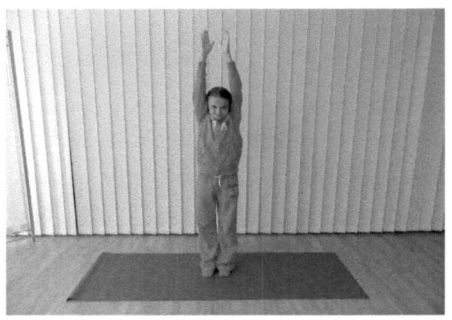

- Ausatmend (A) zurück in die Ausgangshaltung.

- Einatmend den rechten Fuß nach hinten führen und etwas ausstellen. Das linke Bein ist etwas gebeugt, das Kniegelenk über dem Fußgelenk.

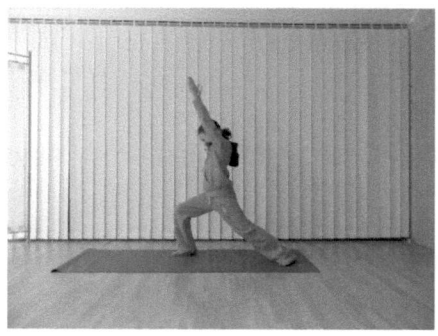

- Ausatmend gut ausrichten.

- Einatmend beide Arme nach oben führen, kleine Rückbeuge => Heldin I

- Ausatmend die Arme nach unten führen. Hände neben den Füßen aufstellen, eine Vorbeuge.

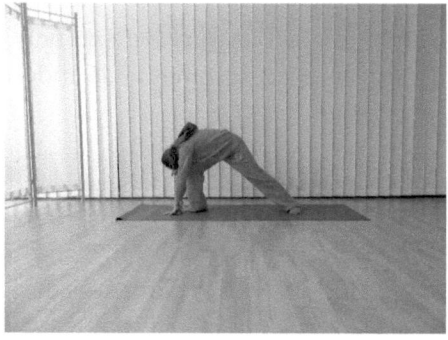

- Einatmend Hände hinter dem Rücken zusammenführen und sich so wieder nach oben ziehen.

- Ausatmend halten. Einatmend zurück in die erste Heldenhaltung.

- Ausatmend Arme auseinander führen. (Zweite Heldenhaltung)

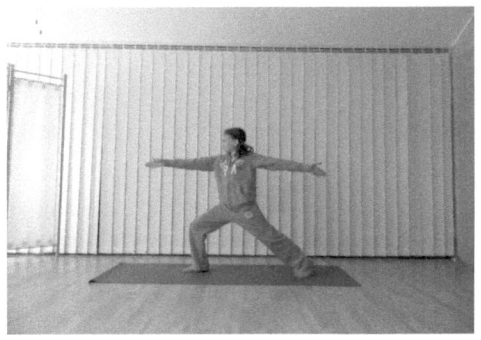

- Einatmend Fuß zurückstellen und in die Ausgangshaltung kommen. Zur anderen Seite wiederholen.

ೞഔ

Wer mich kennt weiß, dass ich diese Übungsreihe gerne mit Affirmationen begleite um deren mentale Wirkung zu verstärken. Mir helfen sie sehr, deshalb möchte ich sie anhängen. Da ich eine Frau bin und sich dieses Buch an DICH als Heldin richtet, sind sie in der weiblichen Form abgefasst. Ich hoffe wieder einmal, „Mann" stört sich nicht daran.

- Ich mache mich auf den Weg, nehme meine Kraft wahr.

- Erscheine als Heldin

- Die Niederlagen hin nimmt

- Und sich aus eigener Kraft wieder nach oben zieht.

- Wieder zur Heldin wird.

- Sich (neu) ausrichtet auf ihr Ziel.

- Und immer wieder ihre Stärken des Mutes, der Kraft und des Vertrauens auf dem Weg wahrnimmt.

ଓଃ૪ଠ

Dieses Buch möchte Dir viele Impulse, Ideen und Anregungen bieten. Wie immer empfehle ich Dir deshalb ein kleines Arbeitsbuch anzulegen. Darin kannst Du Dir Notizen zu den einzelnen Kapiteln machen. Suche dabei immer Deine Wahrheit. Dies ist ein Punkt, welcher mir sehr wichtig ist und ich deshalb noch einmal erwähne. Dies ist mein Weg, oder mein Vorschlag, welchen ich Dir anbiete. Nur durch ausprobieren, wirst Du erkennen können, was auch für Dich stimmig und passend ist. Oder, wie ein Sprichwort aus Asien sagt:

In eigenen Gedanken suche die Wahrheit
und nicht in morschen Büchern.
Willst du den Mond sehen,
schaue zum Himmel
und nicht in die Pfütze.

☙❧

Und nun wünsche ich Dir viele schöne Momente auf Deinem Weg in ein heldinnenhaftes Leben! Beginnen werden wir mit Achtsamkeit und Präsenz, dem Schlüssel zu einem erfüllten Leben. Mit dieser fängt alles an. Der Grundlagentext der uns begleitet, das Yogasutra von Patanjali führt uns mit folgenden Worten in die Philosophie des Yoga ein:

atha yogànusàsanam
„Jetzt beginnt die Darlegung des Yoga"

In seinem Buch „Die Yoga-Sutras im Alltag leben" weist der bekannte Yogaphilosoph Eckard Wolz-Gowwald darauf hin, das die Betonung hier auf dem „Jetzt" dem „präsent sein" liegt. Wir müssen lernen wieder präsent zu sein, um die Weisheit der Yoga-Philosophie nutzen zu können. Unser Leben spielt sich nur im jetzigen Augenblick ab. Hier beginnt es und nur hier können wir es leben. Yoga ist ein offenes System und so habe ich für mich verschiedene östliche und westliche Methoden zur Achtsamkeitsübung zusammengetragen. Ich bin mir sicher, dass auch etwas für Dich dabei sein wird! Starten wir „**JETZT**", gehen wir weiter!

1. Achtsamkeit und Präsenz

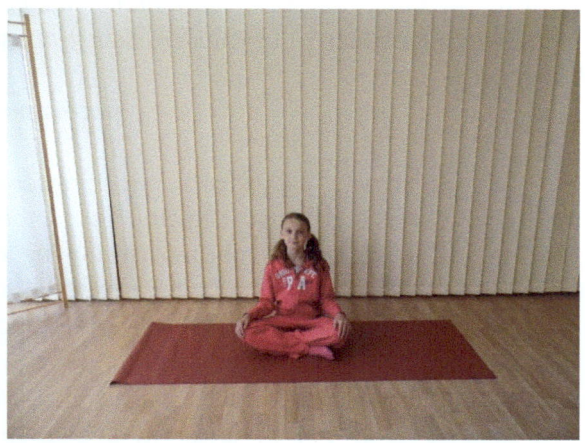

Die Heldin geht achtsam und präsent durch ihr Leben. Dadurch genießt sie den Augenblick, statt gehetzt durch ihre Zeit zu rennen.

Der freundliche Meister

*E*in Schüler ist fasziniert vom freundlichen Umgang seines Meisters mit anderen Menschen. Deshalb will er wissen: *„Meister, wer hat dich diese Freundlichkeit gelehrt und wie kann ich auch so freundlich werden wie du?" Der Meister antwortete mit einem Lächeln: „Nicht ein Lehrer, sondern viele Lehrer haben mich Freundlichkeit gelehrt und ich lerne immer noch." Der*

Schüler war verwundert. Der Meister fuhr fort: „Alle unhöflichen Menschen waren und sind meine Lehrer. Ich habe mir immer gemerkt, was mir am Benehmen dieser Menschen nicht gefallen hat und dann habe ich mich bemüht, dieses Verhalten meinen Mitmenschen gegenüber zu vermeiden. Siehst du, so einfach ist das!"

(unbekannt)

Ein freundlicher Umgang mit unseren Mitmenschen erleichtert der Heldin das Leben ungemein. Um in dieser freundlichen Gesinnung zu bleiben dienen ihr Achtsamkeit und Präsenz als Schlüssel des Lebens. Es verhilft ihr und somit auch uns zudem zu mehr Glück und Leichtigkeit, lässt uns das Leben führen, welches wir uns wünschen. Wir können uns noch so viel in unserem Leben vornehmen, wenn uns die Achtsamkeit fehlt, werden wir unser Ziel nicht erreichen, da wir uns immer wieder von anderen Dingen ablenken lassen.

Achtsamkeit benötigt Übung. Ich selbst verliere sie immer wieder in meinem oft aufreibenden Alltag. Früher habe ich dann begonnen mich in Selbstgesprächen zu „zerfleischen". Das half aber nicht viel, denn es entfernte mich nur noch weiter von mir selbst und meiner Achtsamkeit. Heute hole ich mich einfach wieder sanft zu meinem Atem und in den jetzigen Augenblick zurück. Deshalb möchte ich Dich einladen, es mir gleichzutun und Dir schrittweise mehr Achtsamkeit in Deinem Leben anzueignen. Dazu erläutere ich im folgenden das

Thema genauer und zeige Dir dann viele Übungen, mit denen Du Dein Leben als Heldin bereichern kannst.

1.1 Was verstehen wir unter Achtsamkeit?

Achtsamkeit kann als Form der Aufmerksamkeit im Zusammenhang mit einem besonderen Wahrnehmungs- und Bewusstseinszustand verstanden werden, als spezielle Persönlichkeitseigenschaft sowie als Methode zur Verminderung von Leiden. Historisch betrachtet ist „Achtsamkeit" vor allem in der buddhistischen Lehre und Meditationspraxis zu finden. Im westlichen Kulturkreis ist das Üben von „Achtsamkeit" insbesondere durch den Einsatz im Rahmen verschiedener Psychotherapiemethoden bekannt geworden. (Quelle: www.wikipedia.org)

Genau genommen bedeutet Achtsamkeit, Augenblicke des täglichen Lebens bewusster wahrzunehmen. Präsent zu sein. Sie zu erlernen schult die eigene **Aufmerksamkeit**. Achtsamkeit regt zudem zum „Innehalten" an und erzeugt dadurch wieder mehr Klarheit. Dies führt zu innerer Ruhe, mehr Ausgeglichenheit und besserer Konzentration. Es entschleunigt das eigene Leben.

Wie wir achtsam und präsent durchs Leben gehen lernen und welche Vorteile es uns bringt, zeigt folgende überliefert Fabel:

Die Eintagsfliege

An einem warmen Sommertag hatte die Eintagsfliege um die Krone eines alten Baumes getanzt, gelebt, geschwebt und sich glücklich gefühlt und als das kleine Geschöpf einen Augenblick in stiller Glückseligkeit auf den großen, frischen Blättern ausruhte, so sagte der Baum: „Arme Kleine! Nur ein Tag währt dein ganzes Leben! Wie kurz das ist! Wie traurig!"

„Traurig?" erwiderte dann stets die Eintagsfliege, „was meinst du damit? Alles ist so herrlich licht, so warm und schön, und ich selbst bin glücklich!" „Aber nur einen Tag, und dann ist alles vorbei!"

„Vorbei?" sagte die Eintagsfliege, „Was ist vorbei? Bist du auch vorbei?" „Nein, ich lebe vielleicht Tausende von deinen Tagen, und meine Tage sind ganze Jahreszeiten! Das ist etwas so Langes, dass du es gar nicht ausrechnen kannst!"

„Nein, denn ich verstehe dich nicht! Du bist Tausende von meinen Tagen, aber ich habe Tausende von Augenblicken, in denen ich froh und glücklich sein kann! Hört denn alle Herrlichkeit dieser Welt auf, wenn du einmal stirbst?"

„Nein", sagte der Baum, "die währt gewiss länger, unendlich viel länger, als ich denken kann!" „Aber dann haben wir ja gleich viel, nur dass wir verschieden rechnen!"

(Herkunft unbekannt)

Eine sehr schöne Fabel, welche uns bewusst macht, dass es bei der Zeit auch auf die eigene Sichtweise der Dinge ankommt. Sie ist etwas grenzenloses, unbeschreibbares. Oder wie schon Alber Einstein sagte: „relativ". Wir sollten also weniger in Zeiteinheiten rechnen sondern, gleich der Eintagsfliege lernen, „in Augenblicken" zu leben. Dies ist ein anderes Wort für „präsent sein". Wie aber können wir dies erreichen?

CʒꙄꙄ

1.2 Achtsamkeit lernen

Der bekannte Zenmeister Thich Nhât Hanh weist im Zusammenhang mit der Kultivierung der Achtsamkeit auf die entscheidende Rolle des Atems hin. Der Atem ist unteilbar mit allen physischen und psychischen Prozessen des Menschen verbunden. Tiefes und bewusstes Atmen verhilft uns täglich zu mehr Konzentration und Lebenskraft. Sie bringt uns immer wieder zurück in das **„Hier und Jetzt"**. Deshalb beginnen wir zuerst einmal mit Achtsamkeits-übungen, die sich auf den Atem konzentrieren. Die folgende Übung trägt dazu bei, sich diesen zu vergegenwärtigen. Sie ist im Sitzen, Liegen oder auch Stehen durchführbar. Nimm Dir wirklich Zeit sie auszuprobieren. Wenn Du Veränderung erleben möchtest, must Du etwas dafür tun. Deinem Unterbewusstsein klare Zeichen geben, dass Du bereit bist, Anstrengungen auf Dich zu nehmen, Zeit zu investieren. Glaube mir, dieser Punkt ist nicht zu unterschätzen. Denk an das Sprichwort zu Beginn, schaue den Mond direkt an und nicht sein Spiegelbild in der Pfütze!

Bist Du bereit? Dann geht es los:

1.2.1 Anleitung für die Atem-Achtsamkeit:

Achte darauf, dass Deine Wirbelsäule der ganzen Länge nach aufgerichtet ist. Die Schultern sind ganz entspannt. Die Handinnenflächen sind geöffnet und weisen im Sitzen oder Liegen nach oben, im Stehen nach vorne. Schließe nun Deine Augen. Richte Deine Aufmerksamkeit auf den Atem.

Nimm einen tiefen Atemzug. Spüre, wie beim Einatmen die Luft in Deinen Körper hineinströmt, Deine Bauchdecke sich hebt und der Atem sich in Deinem Körper ausdehnt. Lass die Atemluft ohne Anstrengung ganz in Bauch und Becken hinein strömen.

Beim Ausatmen spüre dann, wie die Luft vom Körper erwärmt, wieder hinaus fließt und Deine Bauchdecke sich senkt.

Beim nächsten Einatmen lege beide Hände mit den Handinnenflächen auf Deinen Bauch. Spüre nach, wie sich die Bauchdecke beim Einatmen hebt und beim nächsten Ausatmen wieder senkt.

Lasse Gedanken, die auftauchen, wie Wolken am Himmel vorbeiziehen. Nimm sie wahr, ohne sie zu bewerten und festzuhalten.

Wiederhole diese Übung einige Minuten lang. Sage Dir dann, dass Du die Übung beenden und in Deinen Alltag zurückkehren willst. Balle Deine Hände zu Fäusten, beginne Dich zu räkeln und zu strecken und öffne dann die Augen in Deinem Rhythmus.

ෆ৯০

Wie war diese Übung für Dich?

Hat sie Dir gut getan?

ෆ৯০

Möchtest Du gleich nich eine weitere Möglichkeit kennenlernen um präsenter zu werden und den gegenwärtigen Moment wahrzunehmen?

Dann probiere doch einmal:

1.2.2. Die Stopp-Meditation

Halte inne und achte darauf, was Du hier und jetzt - in diesem Augenblick

- denkst (Welchen Gedanken hast Du?),

- fühlst (Welche Gefühle hast Du?),

- tust (Mit welchen Tätigkeiten bist Du beschäftigt?)

Antworte mit Sätzen, die mit "jetzt" beginnen:
"Jetzt denke ich ..."
"Jetzt fühle ich ..."
"Jetzt beschäftige ich mich mit ..."

Frage Dich nun: „kann ich diese Bewegung oder Tätigkeit noch bewusster durchführen?" Versuche bewusst zu entschleunigen, langsamer zu werden, vielleicht das, was Du gerade tust sogar in Zeitlupe durchzuführen. Deine nächste Frage, welche Du dir dann stellen kannst lautet:

"Könnte ich in diesem „Jetzt" besser für mich sorgen?"

Spüre in Dich hinein, atme ruhig und entspannt. Nach und nach wirst Du noch ruhiger und entspannter werden. Geduldiger kannst Du die Antwort Deines Inneren abwarten. Hast Du eine Möglichkeit gefunden, besser für Dich zu sorgen? Dann entscheide Dich, diese in die Tat umzusetzen.

Das Wahrnehmen des gegenwärtigen Augenblicks - des HIER und JETZT - erhöht unsere Fähigkeit zur Achtsamkeit. Mit all unseren Gedanken, Gefühlen und Handlungen befinden wir uns in der gegenwärtigen Situation. Wir sind präsent und können jeden Augenblick zu etwas Besonderem gestalten. Unsere Handlungen werden langsamer, bewusster und somit präsenter. Wir spüren deutlich die Heldin in uns!

Meistens benötigen wir trotzdem Erinnerungshilfen, um immer wieder täglich für einen Augenblick innezuhalten und darauf zu achten, was wir hier und jetzt - in diesem Augenblick denken, fühlen und tun. Dazu kann ein Zettel mit der Aufschrift „Achtsamkeit" an dem Badezimmerspiegel, an der Kühlschranktür oder an ähnlich bedeutsamen Stellen in der Wohnung helfen. Eine andere Möglichkeit ist es, sich regelmäßig einen Alarm am Handy zu stellen. Vielleicht können wir auch die Kirchenglocken oder andere wiederkehrende Geräusche nutzen um innezuhalten? Sicher fällt Dir einiges dazu ein, um bewusste Anker zu setzen.

ɔ෧ଃ୧ɔ

In obigen Text habe ich das Wort „Achtsamkeit" als Synonym für das bewusste Innehalten verwendet. Nun möchte ich dies noch etwas genauer definieren, bevor ich hierzu ein paar weitere Übungen anführe.

Unter **Achtsamkeit** definiere ich eine erhöhte Aufmerksamkeit und das bewusste Wahrnehmen und Erleben der eigenen Gedanken, Gefühle und Handlungen. **Achtsamkeit** bedeutet auch, dass ich mit völliger Präsenz bei dem bin, was ich gerade tue, wie die ersten Übungen bereits zeigen wollten. Denn leider ist diese Fähigkeit heute offenbar eher die Ausnahme als die Regel. So leiden immer mehr

Menschen darunter, in Gedanken überall zu sein, nur nicht im Hier und Jetzt, also in dem Augenblick, den sie gerade leben. Dann hetzen wir durch unser Leben und wundern uns irgendwo anzukommen, ohne zu wissen, wie wir uns dorthin bewegt haben. Der Kopf ist voller Gedanken und diese führen uns mehr und mehr weg von uns.

Durch **Achtsamkeit** ist also nicht nur möglich, innezuhalten und die Atmung, den Körper und die Gedanken aufmerksam wahrzunehmen, sondern wir lernen auch sie weder zu beurteilen noch verändern zu wollen. Diese erhöhte **Aufmerksamkeit** steigert das „Gewahrsein" und fördert die Klarheit sowie die Fähigkeit, die Realität des gegenwärtigen Augenblicks zu akzeptieren. Sie macht uns die Tatsache bewusst, dass unser Leben aus einer Folge von Augenblicken besteht So wie es auch schon mit der Geschichte zu Beginn des Kapitels deutlich gemacht werden sollte.

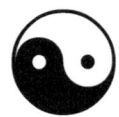

Achtsamkeit ist ein aufmerksames Beobachten, ein Gewahrsein, das völlig frei von Motiven oder Wünschen ist, ein Beobachten ohne jegliche Interpretation oder Verzerrung.

(Krishnamurti, indischer Philosoph)

1.3 Achtsamkeit in der Yoga-Praxis

Ganz besonders fasziniert mich die Möglichkeit Achtsamkeit in meiner täglichen Yogapraxis anzuwenden. Denn wenn nicht in diesem Augenblick, wann dann, sollte man präsent im Hier und Jetzt sein? Ich kombiniere dabei klasische Yoga-Asanas mit der buddhistischen Vipassana Meditation. Dies geschieht wie folgt:

Atme ich ein, sage ich mir „ein", wenn ich ausatme sage ich mir „aus". In jedem Asana mache ich mir meinen Atem bewusst und werde so zu meinem inneren und äußeren Beobachter oder auch „Seher". Die Erfahrung die ich machte war, dass ich nicht nur präsenter, sondern auch ruhiger dadurch wurde, da mein Atem dann viel langsamer fließt. Wenn Gedanken kommen, greife ich diese nicht auf, sondern lasse sie weiterziehen und kehre wieder zu meinem Atem zurück.

CR&O

1.3.1 Eine Übungsabfolge für Dich:

Komme in die Grundhaltung Tadasana, der aufrechte Stand. Sammle Dich. Nimm die Auflagefläche Deiner Füße wahr.

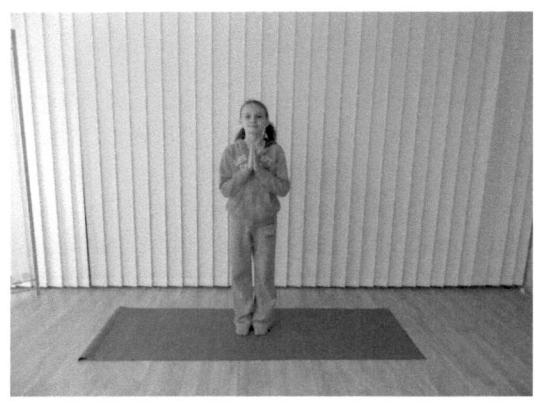

Atme ein und führe beide Arme nach oben.

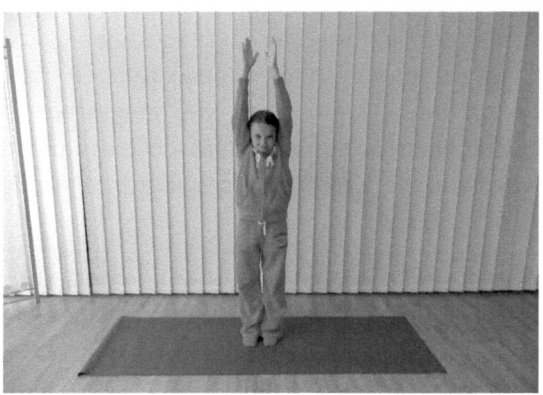

Mit der Ausatmung kommst Du in eine Vorbeuge und stellst die Hände neben den Füßen auf.

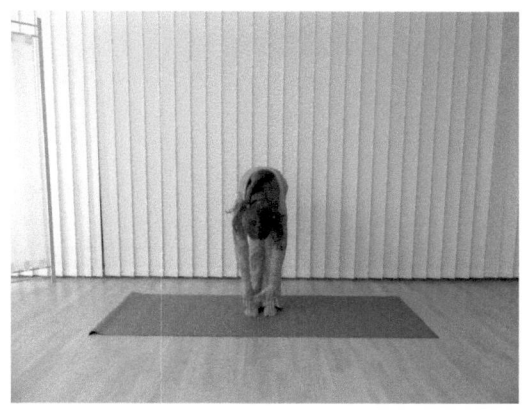

Führe das rechte Bein zurück, komme in die Startstellung.

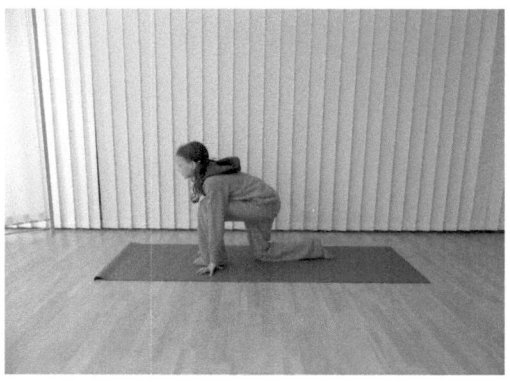

Stelle das linke Bein ebenfals auf den Boden, komme in den Vierfüßlerstand. Atme ein.

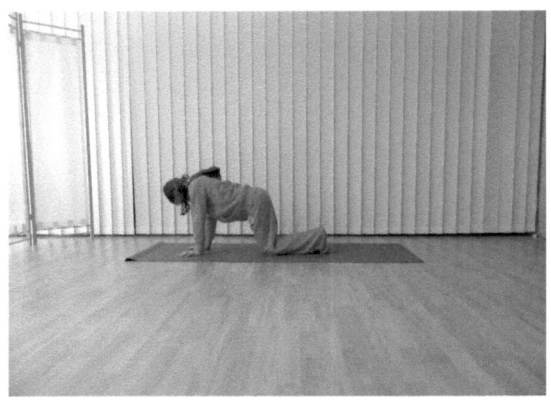

Beginne ausatmend den Rücken aufzurollen. Fahre einige Male so fort. Konzentriere Dich auf Deinen Atem, denke einatmend „ein" und ausatmend „aus".

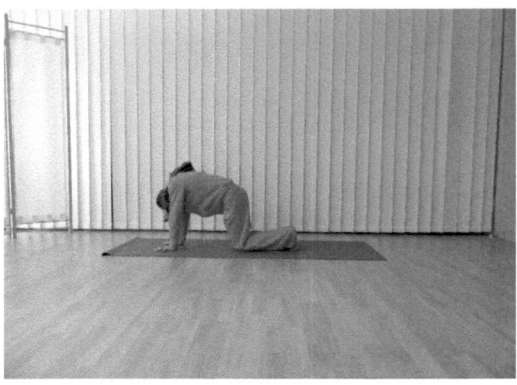

Setze Dich dann auf die Fersen, komme in YogaMudra und spüre nach.

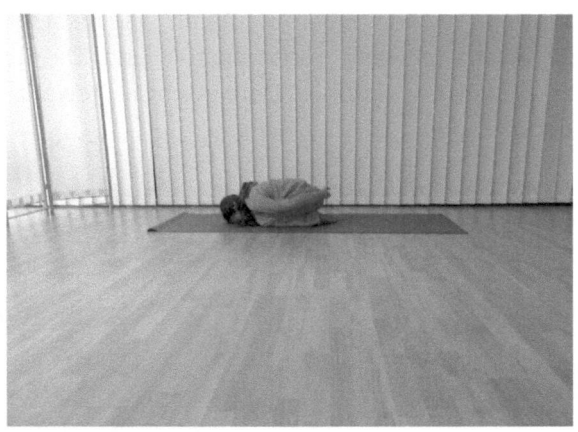

Wenn Du magst, kannst Du diese Übungsfolge auch einige Male hintereinander immer wieder aus dem Stand beginnen. Wichtig ist, dass Du Dir jederzeit Deiner Atmung gewahr bleibst. Immer wieder „ein" und „aus" denkst, oder sogar laut aussprichst! Diese Art des Übens kannst Du auf jede Übungsabfolge oder auch generell auf Deine gesamte Asana-Praxis anwenden. Du wirst sehen, dass Deine Art des Übens eine ganz andere Qualität bekommt!

ℭ℘ℰ℧

Eine weitere Variante des Übens ist es sich in jeder Haltung ganz und gar über seinen Körper bewusst zu sein. Wie stehe ich, wo sind meine Hände, meine Füße, was spüre ich, wie fühlt sich das Asana für mich an? Oder diese bewusst mit der STOPP-Meditation zu kombinieren. Damit meine ich in jedem Asana bewusst innezuhalten und Dir über Deine Gedanken, Gefühle, Dein Atem,... gewahr zu werden.

1.4 Weitere Übungen zur Kultivierung von Achtsamkeit:

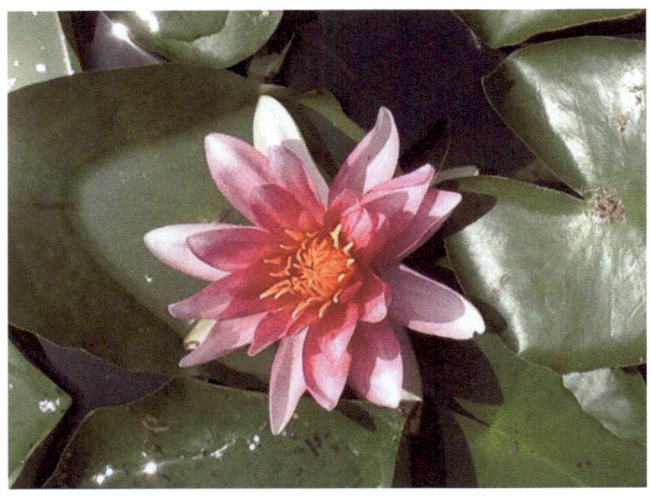

1.4.1 Achtsames Stehen: (Vorbereitung zur Gehmeditation)

Eine Gehmeditation ist eine sehr schöne Methode, um die Achtsamkeit in alltägliche Handlungen zu bringen. Bevor wir diese beginnen, kann es sinnvoll sein, einen Moment achtsam zu stehen.

Stell Dich aufrecht hin, die Füße etwas auseinander und spüre den Kontakt Deiner Fußsohlen mit dem Boden.

Spüre nach, wie Deine Fußsohlen den Boden berühren und nimm alles genau wahr, ohne zu werten: Liegt mehr Gewicht auf dem Vorderfuß oder auf den Fersen?

Ist das Gewicht auf beide Füße gleichmäßig verteilt?

Nimm jetzt den ganzen Körper wahr:

Stehst Du gerade, oder eher nach hinten beziehungsweise nach vorne gebeugt?

Sind Deine Schultern entspannt?

Kannst Du den Körper loslassen, in Vertrauen darauf, dass ihn die Füße und die Erde tragen werden?

Verändert sich Dein Körper oder Deine Haltung wenn Du den Körper wahrnimmst?

1.4.2 Zweiter Schritt: Die Gehmeditation

Die Gehmeditation kann man unterschiedlich praktizieren, insbesondere was das Tempo angeht. Ein paar Beispiele:

Langsames gehen im Raum:

Hier setzt man mit jedem Einatmen und mit jedem Ausatmen einen kleinen Schritt.

Gehmeditation draußen:
Hier geht man etwas schneller, ungefähr drei bis vier Schritte pro Einatmung und vier bis fünf Schritte pro Ausatmung

Gehmeditation im Alltag:
Wenn wir etwas Übung mit der Gehmeditation haben, lässt sie sich sehr gut in den Alltag einbauen. Wir können dann immer mal wieder einige Schritte bewusst gehen. Wir können dabei eine Strecke auf dem Weg zur Arbeit wählen oder wir suchen uns diese an unserem Arbeitsplatz, zum Beispiel die Schritte bevor wir einen bestimmten Raum betreten. Wir könnten uns auch angewöhnen, nach dem Aufstehen die ersten Schritte in den Tag bewusst und somit achtsam zu machen.

Anleitung Gehmeditation:
Wenn wir die Gehmeditation nur als Übung praktizieren gehen wir nirgendwo hin. In diesem Fall können wir uns im Raum kreisförmig bewegen oder draußen einen Spaziergang machen.

Wichtig ist, dass wir den Bewegungsablauf des Gehens verlangsamen und achtsam wahrnehmen. Am Anfang ist es oft am einfachsten, wenn wir unsere Aufmerksamkeit auf unsere Füße und Fußsohlen richten.

Wir spüren sehr bewusst, wie wir den Fuß anheben, das Gewicht verlagern, den Fuß nach vorne schieben, und wieder mit dem Boden in Kontakt kommen. Nach einer Weile können wir dann unsere Achtsamkeit auf alle Körperempfindungen richten: Unseren Atem, den Fluss unserer Bewegungen, den Rhythmus unserer Schritte. Wenn uns dann auch dies leicht fällt, beginnen wir unsere Achtsamkeit auch auf unsere Umgebung zu lenken. Während wir achtsam gehen nehmen wir mit allen Sinnen wahr, was um uns herum geschieht: Wir hören, sehen und riechen bewusst und bleiben in Kontakt mit dem Augenblick.

Das Ziel der Gehmeditation ist es genau wie in den Übungen zuvor, in jedem Moment achtsam zu sein. Auch bei der Gehmeditation können die Gedanken spazieren gehen und unsere Konzentration wird wechselhaft sein. Das ist völlig in Ordnung, schließlich ist diese Art des Gehens ungewohnt und muss uns erst zur Gewohnheit werden.

Unterstützende Wortpaare während der Gehmeditation:

Um die Konzentration aufrecht zu erhalten kann es sinnvoll sein während der Gehmeditation den Geist mit einer einfachen Aufgabe zu betrauen. (Genau wie schon bei der Yoga-Übungsabfolge). Wenn wir Gehmeditation praktizieren können wir zum Beispiel unsere Schritte zählen, welche wir während des Einatmens und während des Ausatmens machen. Wir können auch in unserem Geist bestimmte Wörter wiederholen, wenn unsere linke oder rechte Fußsohle die Erde berührt.

<u>Vorschläge für Wortpaare:</u>
Ankommen – In mir
Hier – Jetzt
Ruhe – Frieden
...

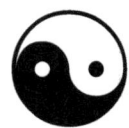

Sei achtsam und behutsam mit dir selber.
Sei achtsam mit den Dingen, die dir anvertraut sind.
Wie du mit den Dingen umgehst,
gehst du auch mit dir um.
(unbekannt)

Eine weitere, sehr schöne Achtsamkeitsübung ist es, sein Bewusstsein auf ein Körperteil zu richten und sich und die Umgebung bewusst wahrzunehmen:

1.4.3 Anleitung Körperwahrnehmung:

Betrachte entspannt und aufmerksam den rechten Daumen. Was fällt Dir auf? Am Fingernagel, an den

Knochen des Daumens, an seiner Haut - innen und außen?

Nimm Deine Gedanken und Gefühle wahr. Ohne sie zu verdrängen oder zu bewerten. Führe dann Deine konzentrierte Aufmerksamkeit wieder sanft zurück und fahre fort, Dich auf Deinen rechten Daumen zu konzentrieren.

Was weißt Du über seine Anatomie? Wieviele Glieder hat er? Kennst Du die einzelnen Muskeln, Sehnen und Gelenke des Daumens?

Kennst Du unterschiedliche Bedeutungen von Gesten (Mudras), wie zum Beispiel das Jnana Mudra welches mit Daumen und Zeigefinger durchgeführt wird?

Gibt es Redewendungen zum Daumen, welche Dir spontan einfallen? Wie zum Beispiel: „Daumen drücken"?

Was fällt Dir zum Daumen noch ein?

Nun schaue Dich in Deiner Umgebung aufmerksam um. Wähle nach und nach etwas aus, dem Du Deine sanfte, entspannte Aufmerksamkeit zuwendest. Dies kann ein Lebewesen, eine Situation oder auch ein Gegenstand sein. Wichtig ist, dass Du Deine Aufmerksamkeit sanft und entspannt lenkst und keinen Druck anwendest. Nimm auch hier wieder Deine Gedanken und Gefühle wahr, ohne sie zu verdrängen oder zu bewerten und führe Deine konzentrierte Aufmerksamkeit immer wieder sanft zurück um fortzufahren Dich auf Deinen Fokus zu konzentrieren.

Fahre weiter fort, Deine Umgebung mit Achtsamkeit wahrzunehmen und bemerke, was Du dort vorfindest:

Welche Farben kannst Du wahrnehmen?
Welche Formen findest Du vor?
Welche Geräusche hörst Du?
Welche Gerüche gibt es?
Gibt es Blumen oder Pflanzen um Dich herum?

ॐ

Bleibe noch einige Zeit in dieser entspannten Wachsamkeit und beende die Übung dann langsam in Deinem eigenen Rhythmus. Balle dazu die Hände zu Fäusten, recke und strecke Dich und nimm das gute Gefühl der Präsenz mit in Deinen Alltag.

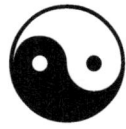

1.5 Achtsamkeit gegen Stress

Viele Menschen sind den ganzen Tag gestresst. Schon morgens beim Aufstehen fängt der Kopf an zu rattern, was an diesem Tag alles erledigt werden muss und wie dies wohl alles zu schaffen sein kann. Die Heldin lehrt uns, dass wir dagegen etwas tun können. Wenn wir Achtsamkeit und Präsenz erlenen, lernen wir gleichzeitig achtsam mit unserer Zeit umzugehen. Dadurch können wir unnötigen Stress umgehen und ein entspannteres Leben führen. **Achtsamkeit** leitet uns aus unserem Kopf in unseren Körper. Vom Denken ins Spüren. Wir richten unsere Aufmerksamkeit auf die Gegenwart und nehmen das „Hier und Jetzt" wahr, also das was gerade ist. Ohne es wie schon mehrfach erwähnt zu werten oder in die Zukunft beziehungsweise in die Vergangenheit abzuschweifen.

Im Alltag kann ich es mir angewöhnen, achtsam die Hände zu waschen und meine Aufmerksamkeit auf das Gefühl legen, welches das Wasser auf meiner Haut auslöst. Als nächstes richte ich dann meine Aufmerksamkeit auf die Temperatur des Wassers. Ist es warm oder kalt? Zudem spüre ich meine Hände und nehme wahr, wie sie vom Wasser umspült werden. Ich rieche die Seife, welche ich verwende. Dadurch bin ich mit den Gedanken ganz im jetzigen Augenblick und nehme jedes noch so kleine Detail auf. Sollten meine Gedanken trotzdem abschweifen, gehe ich achtsam mit ihnen um und beobachte sie im Hier und Jetzt. Ich lasse mich nicht von ihnen aus dem jetzigen Moment herausholen, sondern bin mir ihnen ganz bewusst.

Wie mit dieser Tätigkeit, können wir auch achtsam mit unseren Gefühlen umgehen. Wenn ich ständig von Angst oder Unsicherheit geplagt werde, dann liegt es zu einem großen Teil daran, dass ich diese Gefühle geschehen lasse, anstatt einen Schritt zurückzutreten, und sie achtsam zu beobachten.

In dem Moment habe ich dadurch die Möglichkeit, die Gefühle auf einer körperlichen Ebene wahrzunehmen, mit ihnen präsent zu sein, anstatt mich vollkommen von ihnen mitreißen zu lassen. Wenn ich mir bei einer aufkommenden Wut sage: "Das ist ja interessant, ich spüre eine Verkranpfung im Magen und es wird mir ganz heiß", so ist das ein achtsamer Umgang mit den eigenen Gefühlen. Ich beobachte sie und erlaube ihnen, bei mir zu sein, aber ich lasse mich nicht von ihnen beherrschen. Ich betrachte sie miit Abstand statt mich mit ihnen zu verbinden.

Achtsamkeit lernen bedeutet in diesem Zusammenhang, stärker bei sich zu sein und seine Aufmerksamkeit auf seine körperlichen Empfindungen zu richten, anstatt vollkommen in seinen mentalen Interpretationen gefangen zu sein. Denn was uns wirklich leiden und das Leben dadurch unangenehm werden lässt, ist meistens nicht das Gefühl an sich, sondern die eigene Interpretation des Gefühls. Sobald wir von der reinen körperlichen Äußerung des Gefühls aus unserem Körper in den Kopf gehen und dem Gefühl eine Bedeutung zuweisen, fangen die Probleme an. Wenn wir

Widerstand leisten und bestimmte Gefühle nicht fühlen wollen, fängt das tatsächliche   Leiden an. Dieses Leiden holt uns aus unsere Mitte, wir sind nicht in „unserer Kraft". Und die Heldin in uns fühlt sich eher klein an.

Achtsamkeit zu lernen kann hier der Schlüssel sein, um mit seinen Emotionen besser umgehen zu können. Dies liegt daran, dass Gefühle von unseren Gedanken erzeugt werden. Viele Menschen denken, sie wären ihren Gefühlen schutzlos ausgeliefert, die Gefühle kämen einfach grundlos daher und sie könnten wenig dagegen tun.

Diese Menschen wissen nicht, dass unseren Gefühlen immer bestimmte Gedanken vorweggehen. Gedanken entstehen bei jedem Menschen etwas unterschiedlich, doch sind bei uns allen in irgendeiner Art und Weise mentale Bilder und Selbstgespräche beteiligt. Das Schwierige dabei ist, dass viele dieser Bilder und Gespräche mit uns selbst schon so tief in uns verankert sind, dass wir sie nicht mehr wahrnehmen. Sie sind ein Teil von uns geworden dem wir keine Aufmerksamkeit mehr schenken, weil sie sich über Jahre hinweg so tief eingegraben haben.

Wenn wir aber wieder lernen, mehr **Achtsamkeit** in unser Leben zu holen und unseren mentalen Bildern und Gesprächen mehr Aufmerksamkeit geben, dann kommen wir der Ursache unserer Gefühle mehr und mehr auf den Grund. Wenn wir sie nicht mehr auf Autopilot laufen lassen und sie statt dessen in unser Bewusstsein holen, erfahren wir auf einmal, wieso wir zum Beispiel Angst vor bestimmten Situationen haben. Und wir lernen bewusst damit umzugehen, unserem inneren „Wolf" ins Gesicht zu blicken.

Was aber nützt Dir dies und wie gehst Du damit um?

Hierzu möchte ich Dir nun ein paar Fragen stellen, die Dir als Impuls dienen, diesen Wolf in Dir zu schauen. Mache es Dir dazu so bequem wie möglich, setze oder lege Dich an einen Platz Deiner Wahl, entspanne, indem Du einige Minuten Deinen Atem beobachtest und frage Dich dann:

Was macht mir Angst?

08❧

Beinhaltet diese Angst ein Geschenk für mich? Will sie mich vor etwas schützen?

08❧

Wo habe ich diese Angst bereits überwinden können?

08❧

Was brauche ich, um mich sicher zu fühlen?

Wie kann ich Vertrauen entwickeln, um meine Angst Schritt für Schritt zu meistern?

CƷꙄꙎ

Aus eigener Erfahrung kann ich Dir schreiben, dass es sehr wichtig ist, sich seinen Ängsten zu stellen. Verdrängt man sie, werden sie nur größer und mächtiger. Lernen sie **achtsam** anzuschauen und zu akzeptieren, führt Dich jedoch zu Deiner Kraft, zu der Heldin in Dir!

CƷꙄꙎ

Wieder zurück zum Hauptthema dieses Kapitels. **Achtsamkeit** zu lernen bedeutet, immer ganz bei dem zu sein, was Du gerade tust. Du lernst so, den Augenblick zu genießen und vollkommen im Moment zu sein, anstatt von der lästigen Tretmühle Deiner Gedanken geplagt zu werden. Außerdem bedeutet Achtsamkeit zu lernen natürlich auch ein wenig Übung. Es wird Dir zuerst immer wieder passieren, dass Du mit Deiner Aufmerksamkeit in die Vergangenheit abschweifst. Ich weiß wovon ich hier schreibe, übe ich mich selbst doch schon sehr lange in Achtsamkeit und bin trotzdem immer wieder in Gedanken versunken, ohne sie dabei zu beobachten. Ich lasse mich dann von ihnen treiben.

Achtsamkeit lernen ist, wie vieles andere auch ein Prozess. Es wird seine Zeit dauern. Wie lange dies dauert ist bei jedem Menschen unterschiedlich. Jedoch hast du währenddessen die einmalige Chance, Dich viel tiefer und umfassender kennenzulernen. Du wirst Facetten an Dir entdecken, die Dir bisher vollkommen verborgenen blieben. Mit fortschreitender Übung wirst Du mehr und mehr lernen, Dich selbst zu akzeptieren und mehr Selbstwertgefühl und Selbstliebe in Dein Leben zu holen. (Am Anfang können aber dennoch auch erst einmal eine Menge alter Muster von Selbstvorwürfen hochkommen.)

"Ich übe jetzt schon so lange achtsam zu sein, wieso klappt es denn nicht, dauernd schweife ich ab, ich bin einfach zu unkonzentriert,..." Wenn diese, oder ähnlich Sätze in Deinem Bewusstsein auftauchen, bleibe **achtsam** im Moment und mit der Aufmerksamkeit bei Deinen Gedanken. Dabei kannst Du eine Menge über Dich erkennen. Langsam aber sicher wirst Du dann lernen, mit dieser Art der Gedanken oder Selbstgespräche umzugehen und sie anzunehmen. So entziehst Du ihnen ihre Macht über Dich.

1.6 Achtsamkeit im Alltag

Im folgenden möchte ich Dir einmal einige Möglichkeiten aufzeigen, wie Du die Achtsamkeit in Deinem täglichen Leben verbessern kannst. Denke bei jeder Übung aber auch daran, dass es hier nicht um Perfektion geht. Du musst hier nichts leisten.

Wichtig ist hier vor allem, dass Du Dir vollkommen bewusst machst, dass es hier um Dich geht. Dass Du neugierig darauf bist, Dich selbst kennenzulernen und mit Dir selbst mehr in Kontakt zu treten.

Du darfst also völlig unvoreingenommen herangehen. Versuche, Bewertungen so gut es geht aus den Gedanken herauszuhalten und die Dinge einfach so zu sehen, wie sie eben gerade sind. Es gibt hier weder gut oder schlecht, noch gibt es ein richtig oder falsch. Es gibt nur das, was ist.

Achtsamkeit lernen wir am besten, wenn wir bei ganz alltäglichen Tätigkeiten ganz und gar bei der Sache sind. (Wie schon weiter vorne im Text bei dem achtsamen Händewachen.) Wenn wir unsere Bewusstheit nicht ziellos durch den Raum schweifen und uns von unseren Gedanken in irgendwelche Interpretationstheorien hineinziehen lassen.

Wenn Du Auto fährst, fährst Du Auto. Fühle den Sitz unter Deinem Gesäß. Spüre, wie Du sitzt. Aufgerichtet oder leicht nach vorne gebeugt? Nimm das Lenkrad in Deinen Händen wahr. Wie fühlt es sich an? Wie riecht es in Deinem Auto? Höre auf die Geräusche des Autos beim Fahren. Nimm die anderen Verkehrsteilnehmer wahr, ohne sie zu bewerten. Achte auf Details, die Farben Deiner Umgebung, der Straße, Pflanzen an denen Du vorbei fährst. Vielleicht mag Dir der Vorschlag „achtsam Auto zu fahren" seltsam vorkommen. Aber mir gelingt es leider viel zu selten. Zu oft kommt ein

Gedanke in meinen Kopf, der mich aus der Gegenwart holt. Und irgendwann bin ich dann angekommen, ohne zu wissen, wie ich dort hin kam. ☹

Kennst Du das auch?

Auch in Deiner Freizeit kannst Du Achtsamkeit üben. Zum Beispiel, wenn Du Sport machst und Dich bewegst. So, wie ich zuvor in der Yoga-Sequenz vorgeschlagen habe, solltest Du dann nicht nur über Deinen Atem den Geist zur Ruhe bringen, ihn fokussieren, sondern auch Deine Aufmerksamkeit auf Deine Muskeln richten, und spüren wie es sich anfühlt, wenn Du Dich bewegst. Dadurch lernst Du Dich besser spüren und intensivierst Deinen Kontakt zu Dir selbst auf eine ganz besondere Art und Weise. (Das Gegenteil davon wäre es ins Fitnessstudio zu rennen, um Dich nur aus dem Grund komplett auszupowern, damit Du Dich nicht mehr wahrnehmen musst und Deine Gefühle verdrängen kannst.)

သ၃၈၀

Eine weiterer Vorschlag für den Alltag ist, Deinen inneren Dialog bewusster zu gestalten. Die innere Stimme komplett auszuschalten wird vielen von uns sehr schwer fallen. Sie ist unser ständiger Begleiter. Doch es gibt zwei Arten, wie wir mit uns selbst sprechen. Zum einen können wir die innere Stimme plappern lassen wie einen Wasserfall. Wir können versuchen, uns abzulenken und dabei vollkommen unbewusst agieren. Das führt dann dazu, dass wir nicht mitbekommen, was unsere Stimme so alles zu uns sagt und dass wir uns schlecht fühlen und noch nicht einmal genau wissen, wieso eigentlich.

Auf der anderen Seite können wir präsent bleiben, wenn die innere Stimme zu plappern anfängt. Wir können uns dann gedanklich in die Aufführung unseres Kopfes setzen und genau zuhören, was dort gesprochen wird. Dabei bewerten wir den Inhalt der Selbstgespräche nicht. Aber wir können wieder die weiter vorne erwähnte STOPP-Meditation anwenden und bewusst aus diesen Gedankengängen aussteigen.

1.6.1 Weitere Übungen für den Alltag:

- Den Blick schweifen lassen und die Umwelt genau betrachten – es gibt so viele spannende Details zu entdecken. Außerdem entspannen nicht nur die Augen, sondern auch man selbst wird entspannter.

- Wartezeiten bewusst erleben, statt in die Zeitung oder auf das Handy schauen. Die geschenkten Minuten genießen und einfach mal nichts tun. Das schärft den Verstand und entspannt.

- Zeit nehmen zum Genießen! Das leckere Essen auf der Zunge zergehen lassen, den

Duft der Blumen einatmen, Berührungen genießen, Häuser anschauen, Menschen und Tiere betrachten.

- Bei einer Massage bewusst die Berührungen auf der Haut wahrnehmen. Das schärft das Bewusstsein für die eigenen Muskeln, Knochen und Befindlichkeiten.

ⱷⱾ

Mit **Achtsamkeit** zu leben bedeutet, dass wir uns nicht ständig von schmerzlichen Gedanken herunter ziehen lassen. Wir kreisen nicht unentwegt und unbewusst um Ereignissen herum, die schon längst in der Vergangenheit liegen. Außerdem vermeiden wir es, zu viel in der Zukunft zu leben und uns von Zukunftsängsten plagen zu lassen. Am schönsten ist es, dass wir viel effektiver leben können, denn wir sind immer bei der Sache und nicht durch den unentwegten Strom der Gedanken komplett abgelenkt.

Wir bauen eine viel stärkere Verbindung zu uns selbst auf, weil wir uns viel mehr mit uns beschäftigen und Achtsamkeit lernen im Umgang mit uns und unseren Gefühlen.

Viele von uns verschieben die Zeit um glücklich und entspannt zu leben auf die Zukunft. Jetzt muss erst einmal gearbeitet und Geld verdient werden. Doch es gibt nie einen anderen Moment, um sich gut zu fühlen, als den jetzigen. Selbst, wenn etwas erst in zehn Jahren passieren sollte, wird es auch dann im **jetzigen** Moment passieren. (weitere Achtsamkeitsübungen: „Erleuchtung zum Frühstück", siehe Literaturtipps im Anhang).

CRISO

In diesem Kapitel hast Du eine ganze Menge Achtsamkeitsübungen kennengelernt, die Dir dabei helfen, mehr in Deinen Körper und in das Hier und Jetzt zu gelangen. Manche Achtsamkeitsübungen werden Dir mehr zusagen, andere weniger. Ich ermutige Dich hiermit trotzdem, allen Übungen einmal eine Chance zu geben. Nur so kannst du wirklich herausfinden, welche Übungen Dir zusagen und welche nicht. Außerdem darfst Du ruhig ein wenig dranbleiben, wenn sich die eine oder andere Übung anfänglich etwas ungewohnt anfühlt.

Das ist vollkommen normal und sagt erst einmal nur aus, dass du etwas Neues tust. Ich deute dieses Gefühl meistens als gutes Zeichen, denn es deutet Veränderung an. Je mehr du ausprobierst und experimentierst, desto genauer wirst du wissen, wann welche davon gut für Dich und Dir dann einige Übungen aus dem großen Schatz an unterschiedlichen Achtsamkeitsübungen für Dich heraussuchen.

Gewöhnst Du Dir durch diese Übungen an, mit mehr Achtsamkeit durch Dein Leben zu gehen, wirst

Du Dich Schritt für Schritt von den überflüssigen Gedanken lösen, die schlechte Gefühle in Dein Leben holen. Du wirst Dein Leben immer mehr im **Jetzt** genießen können. Denn dies ist die einzige Zeit, in der Du es wirklich genießen kannst.

Nur durch diese Präsenz wird es Dir dann gelingen, Dich auf Dein Ziel auszurichten und dranzubleiben. Denn mit Achtsamkeit lässt Du Dich nicht einfach von jeder Ablenkung davon abringen.

Wie die Heldin, so werden auch wir nun im nächsten Kapitel lernen unser persönliches Ziel zu finden und sich immer wieder neu auf dieses auszurichten. Dabei ist das wesentliche Ziel der Heldin „bei sich zu sein". Den Sinn des eigenen Daseins erkannt zu haben und ihn zu leben. Vielleicht kennst Du das Gefühl, Dinge zu tun, die nicht „Deins" sind. Die Du tust, um jemand einenn Gefallen zu tun, oder weil man es eben von Dir erwartet. Etwas in Dir regt sich, will Dir mitteilen, dass Dir dies nicht gut tut. Du etwas ändern solltest in Deinem Leben, um wieder zu Dir zu finden. Dir nahe zu sein. Nur so bist Du authentisch und klar. Dein Leben fühlt sich lebenswert an und das macht den großen Unterschied.

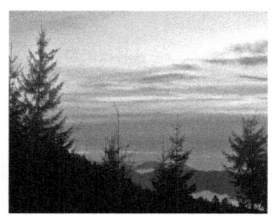

2. Ziele

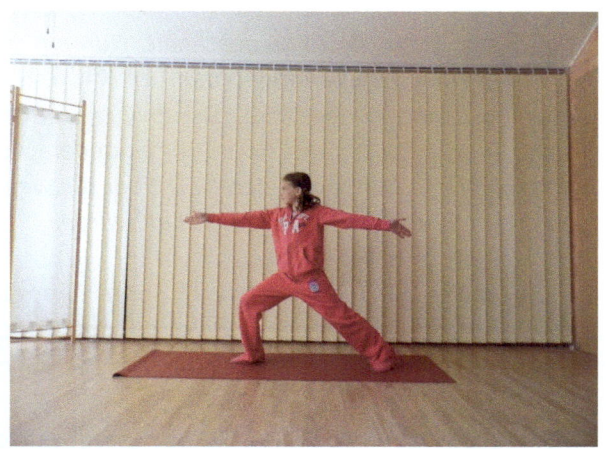

Die Heldin, die sich (immer wieder neu) ausrichtet auf ihr Ziel.

Dieses Kapitel nimmt nun etwas mehr Platz ein und ich möchte hierfür um Dein Verständnis bitten. Zuerst einmal muss die Heldin ein Ziel haben, auf welches sie sich ausrichten kann. Nur wenn sie dieses wirklich gefunden und Ihre Werte und Bedürfnisse berücksichtigt, kann sie auch voll und ganz darauf ausgerichtet bleiben.

Was bedeutet es „ausgerichtet" zu sein? Hierfür verwende ich folgende Geschichte, um den

Unterschied zwischen „zielgerichtetem Handeln" und „Ausrichten auf ein Ziel" zu verdeutlichen:

Die Wette

Über Nacht hatte es geschneit. Nun lag die ganze Landschaft unter einer festen, weißen Schneedecke. Die beiden Jungen Tim und Alex wetteten aus Spass miteinander, wer zuerst in einer möglichst geraden Linie über die weite verschneite Wiese das Schultor erreichen würde.

„Das mache ich doch mit links!", sagte Tim und stapfte drauflos. Er sah immer vor sich auf den Boden und konzentrierte sich dabei genau auf seine Schritte.

Als er die Hälfte des Weges zurück gelegt hatte, blickte er hinter sich und konnte es kaum glauben: Seine Spur verlief in einer großen Zickzacklinie durch den Schnee. Darauf richtete er seinen Blick wieder nach vorne und merkte, dass er seine Richtung stark ändern musste, um das Schultor zu erreichen. In dem Moment hörte er Alex laut lachen. „Mach es besser, wenn du kannst!", rief er ihm zu. Alex machte sich gleich auf den Weg.

Alex ließ dabei das Schultor nicht aus den Augen. Er hatte seinen Blick fest darauf ausgerichtet. So lief er durch den Schnee, bis er das Ziel erreicht hatte. Seine Spur über die große Wiese zum Schultor verlief kerzengerade.

(Verfasser unbekannt)

Ich bin mir sicher, dass Du den Unterschied gleich erkannt hast. Ausgerichtet auf das eigene Ziel, erreicht man dieses schneller und wesentlich einfacher. Es hilft nichts immer zurückzuschauen, sich um „verschüttete Milch" zu sorgen. Unser Blick sollte gleich der Heldin (oder des Jungens in der Geschichte) immer nach vorne gerichtet sein. Hier stellt sich die erste Frage:

2.1 Hast du Ziele?

Eine Psychologie-Zeitschrift in Deutschland hat einmal eine Untersuchung mit interessantem Ergebnis durchgeführt. Man wollte wissen, ob die Menschen Ziele haben und was dies für Ziele sind. Was herauskam klingt ernüchternd. Mehr als 95% der Menschen, konnten kein Ziel nennen.

> *Wer nicht weiß, welchen Hafen er anlaufen soll,*
> *bekommt keinen günstigen Wind.*
> *(Seneca)*

Nach dieser Studie ist es erschreckend zu sehen, dass wohl die meisten Menschen keine Ziele haben. Vermutlich gehen sie durch das Leben und beklagen sich, dass sie nie etwas erreichen.

> *Vom Ziel haben viele Menschen einen Begriff,*
> *doch wollen sie es gerne, schlendernd auf*
> *irrgänglichen Pfaden erreichen.*
> *(Goethe)*

Wie will man ein Ziel erreichen, wenn man gar keines hat? Auf was soll man sein Leben dann ausrichtenn? Viele Menschen wissen nicht was sie wollen, dies jedoch mit aller Kraft.

Wer das Ziel kennt kann entscheiden.
Wer entscheidet findet Ruhe.
Wer Ruhe findet ist sicher.
Wer sicher ist kann überlegen.
Wer überlegt kann verbessern.
(Konfuzius)

Hinter der Frage nach dem Ziel steckt das Bedürfnis, dem Leben eine Richtung zu geben. Wir möchten, dass unser Leben einen Sinn und ein Ziel hat. Wenn uns die Richtung im Leben fehlt, haben wir oft das Gefühl einer inneren Unruhe oder Unzufriedenheit. Jedenfalls ist dies bei mir so der Fall. Als Heldin möchte ich jedoch aktiv und selbstbestimmt leben. Damit dies gelingt benötige ich genau diese Richtung.

Diese sollte auf meinen Wünschen, Vorlieben, Prinzipien und Werten beruhen. Das verhilft mir dann nicht nur bei meiner Lebensplanung, sondern auch bei den vielen kleinen und großen Entscheidungen, die im Leben ständig auf mich zukommen. Zudem stärkt auch dies meine innere Kraft und führt zu Ruhe und Zufriedenheit, wie uns eben Konfuzius mitteilte.

Allerdings ist es wirklich nicht ganz einfach, eine Richtung im Leben zu finden. Denn wir leben in einer Zeit und in einem Land der nahezu unbegrenzten

Möglichkeiten. Niemals zuvor in unserer Geschichte standen jedem von uns hier im westlichen Europa so viele unterschiedliche Möglichkeiten zur Verfügung. Hierzu zähle ich Hobbys und Freizeitbeschäftigungen, genauso wie die unzähligen Berufsmöglichkeiten. Hat uns das unser Leben erleichtert? Nach meiner Meinung nicht unbedingt, denn umso mehr Möglichkeiten man hat, desto mehr fehlt vielleicht die Klarheit darüber, was wirklich das richtige für den Einzelnen ist.

Was will ich tun?

In welche Richtung soll ich mich bewegen?

Um die Antwort auf diese Frage zu finden, sollten wir uns alle intensiv mit uns selbst, mit unseren Wünschen, Bedürfnissen, Träumen und realen Möglichkeiten auseinandersetzen. Nur dann können wir wirkich unser persönliches Ziel erkennen und formulieren.

Was sind meine Bedürfnisse? Was brauche ich, um mich wohlzufühlen?

Die Erfüllung meiner persönlichen grundlegenden Bedürfnisse sind eine wichtige Voraussetzung dafür, dass ich ausgeglichen und zufrieden bin. Leider kennen die meisten Menschen ihre Bedürfnisse nicht wirklich genau. Deswegen gilt es, die eigenen Bedürfnisse herauszufinden, um sie dann im nächsten Schritt zu erfüllen. (Bei der Zielfindung werden in diesem Kapitel zum besseren Verständnis auch die allgemeinen Bedürfnisse aufgeführt, um Dir einen Überblick zu verschaffen.) Dabei sehen wir uns auch an, was wir nicht mehr wollen, denn dies fällt uns oft leichter, als zu erkennen, was wir uns wirklich wünschen. Im weiteren Text finden wir dann heraus, was wir statt dessen gerne hätten und welches Bedürfnis dahinter steckt. So kommen wir schrittweise an unsere wahren Bedürfnisse und Ziele heran.

Wie sieht denn eigentlich meine Persönlichkeit aus? Wer bin ich? Und was sind meine Stärken und Schwächen?

Auch darüber muss ich mir bei der Zielfindung bewusst werden, bevor ich zur nächsten Frage übergehe:

Was ist eine gute Richtung für mein Leben? Eine Richtung, die sich für mich sinnvoll anfühlt und die etwas mit meiner Persönlichkeit und meinen Bedürfnissen zu tun hat?

Ebenso sollten wir die nun folgende vierte Frage nicht außer acht lassen:

Was kann ich tun, um mir mein Wohlbefinden zu erhalten?

2.2 Was verstehen wir unter „Ziele"?

Bevor wir beginnen unsere Ziele formulieren, soll kurz geklärt werden, was "Ziele" eigentlich sind.

Ziele sind:

- Zukunftsvorstellungen, zu deren Realisierung ich etwas tun will

- Sie sind mein Wunsch, ich will die Ziele erreichen, die Ziele sind positiv formuliert „herausfordernd"

- Sie sind erreichbar, jedoch mit einer persönlichen Anstrengung verbunden

- von anderen beeinflusst (Unser Umfeld und dessen Aussagen über uns beeinflussen bewusst oder unbewusst auch die Formulierung unserer Lebensziele.)

- selbst realisierbar

- ein lebenslanger Prozess (Ziele werden nicht einmal festgeschrieben, sie ändern sich immer wieder aufgrund der Lebensumstände)

- wichtig für ein bewusstes Leben, denn sie motivieren uns, sie führen uns in kooperative und konstruktive Beziehungen.

C8⁊⍉

2.3 Der Weg zu unseren Zielen

… gliedert sich dann in mehrere Schritte, wobei uns verschiedenene Hilfsmittel unterstützen:

1.   Selbsterkenntnis durch die Meditation

In der Stille kommen oft tiefgreifende Veränderungen. Nur wenn der Geist zur Ruhe kommt hast Du die Gelegeheit Dich selbst besser kennenzulernen. Zu Beginn, in dem Du einfach nur wahrnimmst, was sich gerade zeigt. Z.B. „da ist Ungeduld". Zur Meditation kannst Du Dir erneut eine der Achtsamkeitsübungen aus dem ersten Kapitel herholen, oder neu folgende einfache Anleitungen ausprobieren:

1. Möglichkeit: Annehmen was ist
Wenn Du diese kleine Meditation beginnst, setze oder lege Dich bequem hin, schließe Deine Augen und richte Deine Aufmerksamkeit nach innen. Spüre Deinen Körper und nimm Deine Gefühle wahr. Achte auf die Stimmung, auf alles was sich in Dir zeigt.

Begegne allem was Du wahrnimmst und fühlst mit liebevoller Aufmerksamkeit. Es geht nicht darum, etwas zu verändern oder gegen etwas anzukämpfen. Nimm einfach nur wahr was sich zeigt, ohne zu werten, selbst wenn sich unangenehme Gefühle zeigen sollten. Atme dabei ruhig und tief.

Versuche die Gedanken und Gefühle zu benennen. Beginne mit: „da ist..." Und dann lass sie ziehen. Nimm die Gespräche wahr, welche Du mit Dir selbst führst. Liebevoll und achtsam. Werde nicht ungeduldig, wenn Du einen Gedanken nicht sofort loslassen kannst. Wenn sich nichts zeigen möchte, lenke Deine Aufmerksamkeit auf den Atem, wie er ein und ausgeht,...

Wenn Dir dies gut gelingt, dann versuche die...

2. Möglichkeit: Ordnung im Inneren schaffen
Alle Energien in unserem Leben streben ins Gleichgewicht. Wenn wir vielleicht unbewusst gegen schlechte Gefühle ankämpfen, entsteht inneres Chaos. Durch die folgende kleine Meditation erlaubst Du Deinen Energien sich wieder zu ordnen, indem Du zu Deiner inneren Mitte zurückkehrst.

Während dieser Meditation schaffst du einen Raum, in dem du innerlich friedlich wirst und aufhörst zu kämpfen. Deine Energien lernen sich zu beruhigen und ihren Platz zu finden. Was nicht zu Dir gehört, löst sich auf. Was „Deins" ist, wird klarer.

Anleitung Meditation für die innere Mitte
Setze oder lege Dich wieder entspannt hin. Schließe nun die Augen und zentriere Dich im Herzen. Mit jedem Herzschlag wirst du ruhiger und ruhiger. Du wirst entspannt und verbindest Dich gedanklich mit der Erde. Du kannst sie auch mit den Händen berühren, um den Kontakt zu vertiefen.

Stelle Dir nun vor, dass du dich auf einer grünen Wiese Deines inneren Gartens befindest. Der Himmel ist klar und die Sonne scheint auf Dich herab. Du fühlst Dich wohl und bist ganz entspannt. Sieh Dich um, kannst Du einen Weg entdecken? Spaziere ihn entlang.

Nach einiger Zeit kommst Du an einem klaren, stillen See vorbei. Du siehst einen Wasserfall, der an einem Felsen plätschert. Betrachte den See.

In Deinem Spiegelbild spürst du eine Reinheit und innere Kraft. Fühlst Du es?

Du bekommst Lust, in dem See zu baden. Und machst Dich gleich auf Deine Idee in diesem stillen, klaren See umzusetzen. Das Wasser fühlt sich angenehm weich auf Deiner Haut an. Du genießt diese angenehme Frische. Du schwimmst zum Wasserfall hin. Aus purer Lebenslust heraus stellst Du Dich darunter und genießt diese erfrischende Dusche.

Während des Duschens spürst Du, wie Deine ganzen Sorgen und Belastungen von Dir gewaschen werden. Du spürst, wie durch das herabfallende Wasser Dein Energiefeld gereinigt wird. Genieße dies noch eine Weile...

Dann tauche hinab in den See. Hier umgibt Dich eine beruhigende Stille. Du fühlst dich vollkommen schwerelos. Genieße dieses Gefühl des Friedens in Dir und um Dich herum. Fühle Deine innere Mitte und genieße diesen Moment der Stille.

Kehre nun langsam zurück an die Wasseroberfläche und schwimme ans Ufer. Dort entdeckst Du frische Kleidung, in welche Du heineinschlüpfst. Alles **an** und **in** Dir fühlt sich nun frisch, klar und gereinigt an. Du bist erfüllt von Ruhe und Frieden. Nimm dieses Gefühl „in Dir und Deiner Mitte zu ruhen" mit, wenn Du nun langsam wieder zurückkehrst in Deinen Alltag.

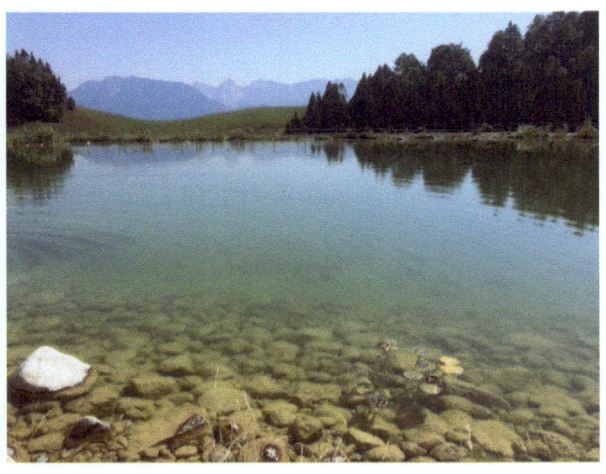

Strecke und recke Dich, gähne, atme zwei bis dreimal kräftig durch und öffne dann die Augen. Du bist wieder ganz im Hier und Jetzt.

Nach diesem entspannenden Ausflug geht es zum nächsten Schritt, der:

2. Motivation welche dahintersteckt

Die Bezeichnung Motivation ist auf das lateinische Verb movere (bewegen, antreiben) zurückzuführen. Es ist wichtig, dass Du Dir bewusst bist, was Dich antreibt, weshalb Du Dein Ziel erreichen willst. Dazu später noch mehr.

3. Kreativität / Inspiration

In der Meditation erkennst Du nicht nur Dich selbst. Du erhälst auch Inspiration im Sinne von neuen Gedanken, wie Du Dein Ziel erreichen kannst. Die Kreativität wiederum hilft Dir genau Dein Ziel zu erreichen.

4. Intuition

Deine Intuition sagt Dir, was Dir wichtig ist, wie Du vorangehen kannst, um Dein Ziel zu erreichen. Aber vor allem, ob Dein Ziel stimmig für Dich ist.

5. Flexibilität das Ziel zu ändern

Wenn Dir Deine Intuition sagt, dass Dein angestrebtes Ziel nicht wirklich zu Dir passt, es sich ändern sollte, ist es wichtig flexibel zu bleiben. Genauso, wie es wichtig ist, sich nicht zu sehr auf die eigene

Zielvorstellung festzulegen. Damit meine ich, dass Du immer offen für vielleicht bessere Varianten bleiben solltest. Ein Beispiel zum besseren Verständnis: Wäre es mein Ziel ein Yogastudio zu eröffnen, sollte ich mich nicht genau auf 120m² in einer bestimmten Straße festlegen. Es könnte durchaus sein, dass es diesen Raum eine Straße weiter mit 150m² zum gleichen Preis gibt, noch dazu mit ausgezeichneten Parkplätzen. ☺

6.   Beschäftigung mit der eigenen Sterblichkeit

Wenn wir in unsere innere Mitte kommen, sind wir in der Lage, unser Leben neu zu ordnen und unsere Energie dazu einzuteilen. Wir können viel bewegen, wenn wir aus einer Art inneren Anbindung heraus handeln. Viele Menschen haben schon ihre besondere, „unsterbliche" Energie hinterlassen. Diese sind in Form von Schriften, Lebensverläufen und Erkenntnissen hinterlegt, mit denen viele von uns sich heute noch beschäftigen. Für mich persönlich zählt hierzu „die Autobiografie eines Yogi" genauso wie das „Yogasutra des Patanjali".   Nimm Dir Zeit, um Dich mit dieser Form der Energie aber auch mit dem Tod zu beschäftigen. Wandlung, wie ich es gerne ausdrücken würde, findet jeden Tag und überall statt.

• Was ist endgültig vorbei?

• Wo fühle ich mich gefangen und möchte mich befreien?

• Was will nun wirklich losgelassen werden?

• Was ist mir für mein Leben wichtig?

• Wofür setze ich meine Lebensenergie ein?

• Was soll am Ende meines Lebens über mich gesagt und geschrieben stehen?

Cঙৎ০

Die Beschäftigung mit der Vergänglichkeit des Lebens bzw. der zeitlichen Begrenzung kann dabei helfen, das Leben neu zu ordnen, es zu strukturieren und sich auf das zu fokussieren, was man in diesem Leben noch erfüllen und erleben möchte. Wenn Dich das Thema interessiert, möchte ich Dir folgendes Buch empfehlen um mehr darüber zu erfahren:

5 Dinge, die Sterbende am meisten bereuen: Einsichten, die Ihr Leben verändern werden; Bronnie Ware, erschienen im Verlag Goldmann.

Cঙৎ০

6. Gelassenheit und Geduld um es zu erreichen

Zu diesem Punkt gibt es erst einmal nichts hinzuzufügen.

So dass wir nun gleich beginnen können mit der Frage:

2.4 Was sind genau meine Ziele?

Fast jeder, der schon einmal versucht hat, sich über seine Ziele klar zu werden, stellt fest, wie schwer das fällt. Oft werden Ziele zu allgemein ("Ich will glücklich sein", "Ich möchte gesund bleiben", oder "Ich will viel Geld verdienen"), zu speziell ("Ich wünsche mir ein neues Auto") oder zu kurzfristig ("In einem Monat will ich 15 Kilo abnehmen") formuliert.

Unseren Lebenszielen liegen dagegen bestimmte Grundbedürfnisse zugrunde, auf die ich nun im ersten Schritt näher eingehen möchte. Erst wenn uns die Hintergründe unseres Handels bewusst werden, sind wir auch in der Lage, diese zu ändern. Oder anders ausgedrückt, deren Erfüllung nicht von außen abhängig zu machen, sondern sie in uns selbst zu suchen. Manfred Max-Neef, ein chilenischer Ökonom mit deutscher Herkunft, entwickelte in den 1990er-Jahren ein Modell menschlicher Grundbedürfnisse. Seiner Meinung nach gibt es folgende neun Bedürfnisse:

Überleben, Materielle Lebensgrundlage,
Lebenserhaltung (**Subsistence**)
Bedürfnis nach: körperlich und geistig gesund sein; mit sich im Gleichgewicht sein; Nahrung, ein Dach über dem Kopf und Arbeit haben; sich fortpflanzen; ein passendes Lebensumfeld haben.

Schutz, Sicherheit (**Protection**)
Bedürfnis nach: Fürsorge, Geborgenheit und Solidarität erfahren; selbstständig sein; soziale Sicherheit haben; Abgesichert sein (Ersparnisse,

Versicherungen, Krankenversicherung) und Vorsorge treffen; Rechte haben; mit anderen kooperieren; helfen; Zuneigung: Zuwendung; Liebe (Affection) Bedürfnis nach: Selbstachtung, Solidarität, Respekt, Toleranz; Partnerschaft; Familie; Freundschaft; sich lieben; sich kümmern, in Gemeinschaft sein; sich wertschätzen; Gefühle ausdrücken dürfen.

Verstehen, Verständnis (**Understanding**)

Bedürfnis nach: Neugier, Vernunft, Aufnahme-bereitschaft; zu forschen; experimentieren; analysieren; zu lernen, andere auszubilden.

Partizipation, Teilnahme (**Participation**)

Bedürfnis nach: sich anpassen; Solidarität zu erleben und zu leben; sich engagieren; Leidenschaft haben; Verantwortung und Pflichten übernehmen; etwas leisten; mit anderen kooperieren; etwas zustimmen; Meinungen austauschen, sich mitteilen; mitbestimmen; einer Gemeinschaft angehören (Partei, Kirche, Gemeinde, Nachbarschaft, Familie)

Muße, Müßiggang (**Idleness**)

Bedürfnis nach: Ruhe und Beschaulichkeit, Sorglosigkeit; sich Phantasien hingeben; Spielen, Spaß haben und Feiern; in den Tag hineinträumen; sich an Vergangenes erinnern; die Freizeit genießen.

Kreativität (**Creation**)

Bedürfnis nach: etwas schaffen oder erfinden; sich beschäftigen; Fähigkeiten und Fertigkeiten einsetzen;

produktiv sein; Rückmeldungn erfahren; frei über die eigene Zeit verfügen.

Identität (**Identity**)

Bedürfnis nach: sich abgrenzen, sich selbst achten und behaupten; in Bezugsgruppen den eigenen Platz definieren; sich selbst kennen und kennenlernen; sich selbst verwirklichen; sich weiterentwickeln.

Freiheit (**Freedom**)

Bedürfnis nach: Freiraum, Autonomie und Mut; Gleichberechtigung; Risiko; Unterschieden

(mehr dazu / Quelle: www.wikipedia.org)

Alle Bedürfnisse bestehen nebeneinander, wobei man das Bedürfnis, zu überleben und eine materielle Lebensgrundlage zu haben auch als Grundlage für die anderen Bedürfnisse sehen kann. Wenn ich etwas tue, bekomme oder erlebe kann es sein, dass damit mehrere Bedürfnisse geleichzeitig befriedigt werden. Genauso kann es auch sein, dass ich damit ein Bedürfnis befriedige und ein anderes Bedürfnis gleichzeitig auf der Strecke bleibt. (Es gibt eine ähnliche Theorie von dem amerikanischen Psychologen Abraham H. Maslow, auf die ich nun aber nicht näher eingehen möchte, da es mir vielmehr darum geht, das Grundsätzliche dieser Theorie herauszustellen. Ich erwähne sie deshalb, da uns unsere Grundbedürfnisse oft nicht bewusst sind, sie aber unser Handeln beeinflussen. Deshalb lohnt es sich darüber nachzudenken und sie in unser

Bewusstsein zu rufen. Denn sie spielen eine große Rolle bei unserer Zielfindung.)

Als nächstes geht es darum zu sehen, wo wir momentan stehen und uns selbst besser kennen zu lernen:

Welche Phase in meinem Leben habe ich erreicht?

CℨBO

Wo stehe ich gerade?

CℨBO

Es folgen die Fragen:

Was sind unsere Rollen, die wir einnehmen und wie stehen wir zu unserer Arbeit?

CℨBO

2.5 Rollen

Um diese Frage besser beantworten zu können, nimm Dir Zeit über folgendes nachzudenken:

Wir identifizieren uns im Alltag mit vielen Rollen, aber wer steckt hinter allem?

Was bleibt, wenn wir alle diese Rollen ablegen?

Jeder von uns hat bestimmte Rollen, die er einnimmt oder spielt. Rollen ändern sich im Laufe des Lebens, aber beeinflussen zu jedem Zeitpunkt unser Verhalten, weil wir den Rollen gerecht werden wollen oder müssen. Manchmal auch, weil wir mit einer bestimmten Rolle nicht zurechtkommen. Um besser entscheiden zu können, welche Rollen wir in Zukunft spielen wollen, sollten wir:

- die Rollen identifizieren, die wir momentan spielen

- das Netzwerk erkennen, in dem wir uns durch unsere Rollen befinden

- die Erwartungen wahrnehmen, die an uns aufgrund unserer Rollen gestellt werden

- überlegen, ob wir bezüglich unserer Rollen etwas verändern möchten.

- Wo kollidieren die Rollen miteinander? Wo sind sie nicht stimmig?

- Bin ich mir aller Rollen bewusst?

- Wer bin ich mit all diesen Rollen?

- Wer möchte ich sein?

C33O

2.6 Arbeit

Unsere Einstellung zu diesem Thema ist oft sehr widersprüchlich: Untersuchungen zeigen, dass sich Menschen bei der Arbeit im Allgemeinen geschickt und herausgefordert fühlen und daher glücklich, stark, kreativ und zufrieden sind. Sie zeigen auch, dass das positive Gefühl von „Flow", des „Einssein mit sich und der Welt", bei der Arbeit häufiger auftritt als in der Freizeit. Dennoch wollen viele Menschen, wenn sie gefragt werden, weniger arbeiten und mehr freie Zeit haben. Es scheint, dass wir unsere eigenen Erfahrungen missachten und eher von Vorurteilen geleitet sind, wenn wir Arbeit beurteilen. Arbeit, die zufrieden macht, zeichnet sich für viele vor allem durch Selbstbestimmung, eine herausfordernde Tätigkeit, ein gutes Arbeitsklima und ein zufriedenstellendes Gehalt aus. Hierzu hat der Glücksforscher Mihaly Csikszentmihalyi in seinem "Good Work" Projekt ausführlich untersucht, was gute Arbeit ausmacht.

Weitere Informationen / Quelle:
https://de.wikipedia.org/wiki/wiki/
MihályCsíkszentmihályi

Natürlich kann Arbeit auch unzufrieden machen, besonders wenn es an Abwechslung und Herausforderungen mangelt, es Konflikte mit Kollegen, insbesondere mit Vorgesetzten gibt und bei "Ausgebrannt sein (Burn out)" durch zu viel Druck, zu viel Stress und zu wenig Zeit für sich und für die Familie.

Erwähnenswert ist ebenso, dass Arbeitslosigkeit eines von zwei Lebensereignissen ist (Scheidung ist das andere), das so stark mit Glücksverlust einhergeht, dass es das Glücksniveau eines Menschen dauerhaft reduziert. Das heißt: Die Lebenszufriedenheit sinkt durch Arbeitslosigkeit stark ab und erholt sich auch nach Jahren nicht wieder auf das frühere Niveau.

Welche Einstellung habe ich zu meiner Arbeit?

৪৪০

2.7 weitere Faktoren

Um ein Ziel zu finden, welches wir mit unser Kraft verfolgen, sollten wir auch noch die folgenden Fragen berücksichtigen:

Worin sehen wir den Sinn im Leben?

৪৪০

Welche Ängste hindern uns?

৪৪০

Im Hintergrund des ganzen sollten wir dabei immer überlegen, welche der zuvor genannten Bedürfnisse befriedigt werden wollen.

Nach diesen Fragen, solltest Du jetzt versuchen, die gesamten Erkenntnisse für Dich in Deinem Arbeitsheft zusammmen zufassen.

Und dann kommt die wichtigste Frage als Basis Deines Ziels:

Wer bin ich?

*E*ine Frau lag im Koma. Plötzlich hatte sie das Gefühl, sie käme in den Himmel und stände vor dem Richterstuhl." Wer bist du? " fragte eine Stimme.

" Ich bin die Frau des Bürgermeisters ", erwiderte sie." Ich habe nicht gefragt, wessen Ehefrau du bist, sondern wer du bist. "

" Ich bin die Mutter von vier Kindern. "

" Ich habe nicht gefragt, wessen Mutter du bist, sondern wer du bist. "

" Ich bin Lehrerin. "

" Ich habe nicht nach deinem Beruf gefragt, sondern wer du bist. "

Und so ging es weiter. Alles, was sie erwiderte, schien keine befriedigende Antwort auf die Frage zu sein: " Wer bist du? "

Ich bin eine Christin. "

" Ich fragte nicht, welcher Religion du angehörst, sondern wer du bist. "

" Ich bin die, die jeden Tag in die Kirche ging und immer den Armen und Hilfsbedürftigen half. "

" Ich fragte nicht, was du tatest, sondern wer du bist."

Offensichtlich bestand die Frau die Prüfung nicht, denn sie wurde zurück auf die Erde geschickt. Als sie wieder gesund war, beschloss sie, herauszufinden, wer sie war. Und darin lag der ganze Unterschied.

(Eine Geschichte nach Anthony de Mello)

"Wer bin ich?"

Viele Deiner Äußerungen enthüllen etwas über Dich. Du kannst das ausnutzen, mehr über Dich zu erfahren, indem Du Dir einfach selbst zuhörst und Dich fragst: Wer spricht eigentlich aus mir, wenn ich etwas sage, mich selbst kritisiere oder Forderungen stelle (auch an mich selbst). In vielen Fällen sind es die Botschaften unserer Eltern oder anderer wichtiger Menschen, die sich in unseren Einstellungen, Werten und Normen wiederfinden. Schreibe zehn unterschiedliche Antworten auf die Frage "Wer bin ich". Du kannst dazu beliebige Aspekte Deiner Persönlichkeit nutzen, also eine wichtige Rolle nennen, die Du innehast, oder eine Stärke oder Schwäche, eine Fähigkeit oder eine Eigenschaft. Versuche, zehn verschiedene Antworten auf die Frage zu finden und schreibe sie Dir in ein Arbeitsheft.

Wer bin ich?

Meine eigenen Beispiele zum besseren Verständnis:

1. Mutter von...
2. Ehefrau von...
3. Angestellte bei...
4. Freundin von...
5. Kraftvoll
6. Dynamisch
7. Kreativ
8. Viel-Leserin
9. Reiselustig
10. Temperamentvoll

Versuche anschließend, diese zehn Punkte in eine Reihenfolge zu bringen. Oben in der Liste sollten die Aussagen stehen, auf die Du am wenigsten verzichten möchtest, da dann für Dein Empfinden ein Teil Deiner Persönlichkeit fehlen würde. Diese Aussagen und die dahinterliegenden Themen, Fähigkeiten usw. solltest

Du im Schritt der "Zielfindung", nicht aus den Augen verlieren.

Worin sehe ich den Sinn meines Lebens?

Die Frage "Wer bin ich" ist die einzige Methode, allem Elend ein Ende zu setzen und höchste Glückseligkeit einzuleiten.
(Sri Ramana Maharishi)

2.8 Erfolg durch eigene Ziele

Was ist eigentlich Erfolg für Dich und wie sieht er aus? Ich finde, dies ist eine schwierige Frage. Jeder hat eine andere, individuelle Vorstellung davon, was es heißt, erfolgreich zu sein. Trotzdem gibt es eine Gemeinsamkeit: Erfolg ist das Erreichen eines **gesetzten Ziels**. Deshalb möchte ich auch diesen Punkt mit Dir angehen. Doch mit dieser Antwort beginnt nun die Schwierigkeit. Nach dieser Definition ist Erfolg ohne eine genaue Vorstellung der eigenen Ziele folglich gar nicht möglich.

Wie wir vielleicht durch die vergangen Anregungen erfahren haben, sind Ziele bei jedem Menschen verschieden und somit einzigartig. Deshalb kann auch niemand Deine Ziele für Dich finden. Aber wenn Du erfolgreich sein willst, musst Du Dich mit ihnen auseinandersetzen. Es ist eine Aufgabe, die leicht einige Monate in Anspruch nehmen kann. Aus diesem Grund beginnen nur wenige Menschen diesen ersten Schritt. Doch wenn Du am Ende dieses Prozesses Deine persönlichen Ziele gefunden hast, mit denen Du Dich voll identifizieren kannst, hat sich jede Sekunde gelohnt.

Mach Dir bewusst, dass aller Anfang schwer ist. Du wirst Dich jetzt vermutlich nicht einfach mit einem weißen Blatt Papier hinsetzen und Deine wichtigsten Ziele unter der Berücksichtigung all des zuvor genannten aufschreiben können. Folgende Übung, die im Coaching gerne verwendet wird, kann Dir nun aber dabei helfen, Deine persönlichen Ziele zu finden:

Stell Dir vor, Du feierst Deinen 80. Geburtstag. Zu einer großen Feier kommen Familie, Freunde und Bekannte. Im Verlauf des Abends werden zu Deinen Ehren vier Reden gehalten. Der erste Redner kommt aus Deiner Familie (ein Kind, Partner, Geschwister), der zweite Redner ist ein guter Freund, der dritte Redner ist ein Kollege oder eine Kollegin aus Deiner Berufswelt und der vierte Redner schließlich ein Mitglied eines Vereins, in dem Du Dich engagiert hast.

Jetzt überleg Dir genau, was Du von diesen Menschen hören möchtest. Was sollten diese Redner besonders hervorheben? Denke bitte auch an die vorangegangen Aspekte. (Rollen, Arbeit, wer bin ich,...)

Welche Charaktereigenschaften sollten sie loben, welche sollten sie lieber verschweigen? Welches Bild sollen Deine Gäste von Dir nach den Reden haben?

Es ist vollkommen egal, ob Dir Deine Gedanken unwirklich erscheinen. Schränke Deine Fantasie nicht ein. Am besten fängst Du jetzt gleich an, mindestens 20 Minuten lang Deine Gedanken auf Papier festzuhalten!

Mit Hilfe des Bildes vom 80. Geburtstag kannst Du herausfinden, welche Dinge für Dich die größte Bedeutung haben. Die vier Redner sollen dabei folgende vier Bereiche Deines Lebens abdecken:

- Die Familie und Deinen Partner
- Deinen Freundeskreis
- Deine Berufswelt
- Dein Engagement in der Gesellschaft

Finde damit genau heraus, was Du wirklich willst und welche Schritte Du unternehmen möchtest, um dieses Ziel zu erreichen. Ein erfolgreiches Leben als Heldin beginnt mit einem Ziel. Ohne dies irrst Du richtungslos in der Welt herum und wirst Dein volles Potenzial leider nicht entwickeln können. Kannst Du Dir etwas schlimmeres vorstellen, als am Ende des Lebens zu merken, dass Du Deine wahren Träume nie verwirklicht hast? Hierzu gibt es ein sehr schönes Bild, welches dies veranschaulicht: Stell Dir eine Leiter vor, die an einer Mauer lehnt. Jeden Tag arbeitest Du daran, eine weitere Sprosse nach oben zu kommen. Schließlich hast Du es geschafft und bist auf der letzten Sprosse angekommen. Du kannst über die Mauer schauen und bemerkst erst dann, dass die Leiter an die falsche Mauer gelehnt war. ☹

Es ist leicht sehr beschäftigt zu sein, ohne am Ende die wichtigen Dinge im Leben zu erreichen.

Nimm Dir beim Stecken Deiner Ziele viel Zeit, damit Deine Leiter an der richtigen Mauer steht. Vielleicht sind Deine Gedanken von Deinem 80. Geburtstag durcheinander und Dir ist nicht sofort klar, wie daraus ein Ziel werden könnte. Wahrscheinlich sind Deine Vorstellungen zu ungenau. Nicht greifbar. Versuche mit Hilfe von Fragen, immer konkreter zu werden. Hier ein paar Möglichkeiten zu meinen auf der vorigen Seite erwähnten Beispielpunkten:

Was heißt es für mich genau, eine gute Mutter zu sein?

Wie äußert sich die Eigenschaft „kraftvoll" bei mir durch konkrete Taten im Alltag?

Was genau tue ich um „kreativ" zu sein?

Diese Fragen zu stellen, ist der wichtigste Schritt auf dem Weg der Heldin. Fang heute damit an, sie zu beantworten, damit es nicht irgendwann zu spät ist. Die Heldin ist immer auf ihr Ziel ausgerichtet. Und für

Dich ist ebenso nahezu alles möglich, wenn Du ganz genau weißt, was Du willst.

2.9 Dich auf Dein Ziel ausrichten

Wie diese lange Einführung nun deutlich machen wollte, sind klar festgelegte Ziele ausschlaggebend für den eigenen Erfolg. Wirklich nur dann, wenn Du ganz genau weißt, was für Dich persönlich besonders wichtig ist und es in Form von Zielen festhältst, wirst Du Deine Träume verwirklichen können.

Wenn Du Deine Ziele erreichen willst, musst Du dafür natürlich auch ausreichend Zeit und Anstrengung investieren. Es gibt leider keine Abkürzung. Jeder erfolgreiche Mensch hat lange für seine Ziele gearbeitet. Viel zu oft sehen wir nur das Endresultat. Können aber nicht die vielen kleinen Schritte erkennen, die tatsächlich dahinter stecken. Mir sind viele Geschäftsleute bekannt, deren Unternehmen floriert. Alle berichteten sie mir, dass sie in der Anfangszeit viel Arbeit in Kauf nehmen mussten. Ein Mimimum an 12 bis 14 Stunden Arbeitszeit pro Tag waren die Regel. Aber sie glaubten an ihren Traum und stiegen die persönliche Leiter Schritt für Schritt nach oben.

Nach dieser ausführlichen Erläuterung, gebe ich Dir hier zum Überblick eine kurze Zusammenfassung, wie Du selbst als Heldin vorgehen kannst:

1. Ziele klar definieren und erste Schritte machen

- Werde Dir über Deine Ziele klar
- Ordne die Ziele
- Beginne in kleinen Schritten

2. Ziele konkretisieren

- Setze Deine Ziele mit der SMART-Methode* (Diese wird im weiteren noch genauer erläutert)

3. Dich auf Dein Ziel ausrichten

- Gehe mit kleinen Schritten stetig voran

2.9.1 Ziele klar definieren und erste Schritte machen

Um Deine Ziele zu definieren, solltest Du jetzt im Hinterkopf behalten, wer Du bist, was Deine Rollen und Einstellungenn sind und welche Bedürfnisse oft hinter Deinem Handeln stecken. Als nächstes gilt es nun die Aussagen der Übung „mein 80. Geburtstag zu analysieren und sehen, ob sich hierdurch schon Dein Ziel feststellen lässt. Nun ist es aber zudem noch wichtig, Deine Werte zu finden, denn sie bilden die wahre Grundlage für Deine Ziele. Ohne sie wirst Du Deine Ziele vielleicht nicht erreichen, da Du evenuell unbewusst spürst, dass Du mit Deinem Wunschziel entgegen Deiner Werte handelst. Um diese zu finden gibt es eine ähnliche Übung, wie die des Geburtstages, sie stammt ebenfalls aus dem

Coaching. In dieser betrachtet man das eigene Leben vom Ende her. Besser bekannt ist sie unter dem Namen: "Meine Grabrede". Im wesentlichen geht es hier darum, sich vorzustellen, wen man sich auf seiner eigenen Beerdigung wünscht, welche Person eine Grabrede hält und was aus der eigenen Sicht deren idealer Inhalt sein soll.

Hier geht es darum, sich ernsthaft und ehrlich mit dem auseinander zu setzen, was Dir zu Lebzeiten wirklich wichtig ist. Denn das kann zu äußerst interessanten Erkenntnissen für den eigenen Weg und der eigenen Lebensvision führen, dazu gehören:

Welche Personen liegen mir wirklich am Herzen?
Was ist mir im Leben wirklich wichtig?
Was will ich?
Wofür lebe ich?
Wofür brenne ich?

Um seine eigene Grabrede zu schreiben, braucht man erneut Zeit und den Willen, sich auf sich selbst, seine Wünsche und Bedürfnisse, aber auch auf Schmerzliches und seine Schattenseiten einzulassen. Es ist in jedem Fall eine lohnenswerte Aufgabe, denn dadurch kann man nicht nur seine Werte herausfinden, sondern auch:

- ändern, was uns nicht mehr dient

- aufhören, immer alles perfekt machen zu wollen

- vieles von dem noch anpacken, was uns wirklich wichtig ist.

- uns selbst vergeben, falls wir einen Zeitpunkt versäumt haben, denn für manchen Traum ist es vielleicht doch zu spät.

- bestimmten Personen verzeihen. Ob nun wirklich im Außen oder zumindest im Innen für sich selbst, ist jedem dabei selbst überlassen.

- den Menschen, die uns wirklich wichtig sind oder etwas Gutes für uns getan haben, danken.

- dieses Leben möglichst gut zu gestalten, zu genießen und zu feiern.

- Werte schaffen, anderen dienen, aber sich selbst dabei treu bleiben.

(Viele Impulse hierzu gibt auch das Buch „5 Dinge, die Sterbende am meisten bereuen von Bronnie Ware, welches ich schon bei dem Thema: der 80 Geburtstag erwähnt habe)

CB&O

Das einzig Wichtige im Leben sind
die Spuren der Liebe, die wir hinterlassen,
wenn wir gehen
Anonym

Gerade der zuletzt erwähnte Punkt „**Werte schaffen,... aber sich selbst treu bleiben**" ist essentiell wichtig. Mach Dir bewusst, was Du wirklich willst.

Viele Menschen schließen ihre Potentiale ein, messen sich und andere mit überzogenen Maßstäben. Sie laufen Macht, Erfolg und Reichtum nach und bewundern sie bei anderen. Leider unterschätzen sie dabei ihre eigenen wirklichen Werte im Leben.

Viele davon übernehmen wir als Kinder ungefiltert aus Familie und Freundeskreis. Ob dies der Perfektionismus des Vaters, die Freiheitsliebe der Nachbarin oder das Harmoniebedürfnis der Mutter ist. Das ganze läuft größtenteils unbewusst ab, deshalb treten häufig diese Werte auch heute noch in vielen Situationen bei uns auf. Aber wir erinnern uns nicht mehr woher sie kamen. Auch viele der in uns entstandenen Eigenschaften entstanden aus diesen Werten. Dies zu erkennen ist ein Schritt, ein weiterer ist sich die Frage zu stellen:

Was ist wirklich wichtig für mich?

Welche Antworten Du auf diese Frage auch finden wirst, sie haben mit dem zu tun, was Du erreichen willst, also **wieder mit Deinen Zielen**. Außerdem haben sie noch damit zu tun, was Du wertschätzt, was Du lebens-, liebens- und erstrebenswert findest. In Dir ebenso wie in anderen.

Die größte Tragödie ist, am Ende des Lebens festzustellen, dass wir die ganze Zeit geangelt haben, obwohl wir gar nicht auf Fisch aus waren.

(unbekannt)

Ziele durch Werte erreichen heißt: sich selbst erreichen

Das Wissen über deine Werte macht Entscheidungen leichter. Denn diese haben mit Deinen Werten ein starkes Gerüst, ein Fundament, das Dein Leben stützt und auf feste Füße stellt. Sich an dieses Gerüst zu erinnern und danach zu handeln, wird Dir in vielerlei Hinsicht Klarheit und Einfachheit verschaffen.

Das Schöne: Werte sind sehr beständig, formen sich dennoch stetig weiter, können ausgebaut, vermindert und auch radikal verändert werden. Sind Dir Deine Werte einmal klar, kannst Du Dir überlegen, welche dieser Werte Du in Zukunft stärken und vor allem wie Du das konkret machen möchtest.

Steht Dir zum Beispiel Mut näher als Perfektionismus, wirst Du etwas wagen, bei dem Du unsicher bist und Fehler machen könntest. Gleiches gilt für den Wert des Wachstums und lebenslangen Lernens. Das wird bei Dir den einen oder anderen Rückfall geben, aber auch zahlreiche Lernmöglichkeiten, Wissen und Erlebnisse verschaffen.

Ist Dir Ehrlichkeit wichtiger als Harmonie, wirst Du Wahrheiten aussprechen, selbst wenn sie Dich in ungemütliche Situationen führen. Je öfter Du dies in Zukunft tust, desto mehr wirst Du mit Menschen zu tun haben, die diesen Wert und damit **Dich als Person** dafür schätzen.

Ist kindliche Freude einer deiner höchsten Werte, dann wirst Du manchmal die nächste Pfütze einfach springend mitnehmen, egal ob Dich Menschen in Deiner unmittelbaren Umgebung für verrückt halten! Vielleicht läufst Du sogar barfuß im Herbst durch das Laub und genießt wie es aufgewirbelt wird, knistert und raschelt? All dies wird Deine Lebensfreude stärken, Deine Aufmerksamkeit gegenüber der Natur fördern und vermutlich sogar Deine Beziehung zu Kindern verbessern.

Hast Du Deine Werte gefunden, kannst Du nun im nächsten Schritt wieder zu Deinen Zielen zurückkehren. Schreibe Dir Deine Ziele, welchen Deinen Werten entsprechen **jetzt** in Dein Arbeitsheft.

CƷ℧

Unsere Wünsche sind Vorgefühle der Fähigkeiten, die in uns liegen. Vorboten desjenigen, was wir zu leisten imstande sein werden.
(Goethe)

Wenn Du jetzt nach diesen ganzen Übungen und Anregungen Dein Ziel gefunden hast, überlege Dir erst warum, dann wie und womit!"

Wenn Du etwas anstreben und verwirklichen willst, dann frage Dich als erstes:

Warum?

Warum willst Du, dass Dir dies gelingt?

Was hast Du davon?

Welches Gefühl kommt auf, wenn Du Dir vorstellst, dass es bereits gelungen ist?

CB&O

Die Frage nach dem „Warum" zeigt Dir, wie stark Deine Motivation in diesem Moment bereits ist, dieses Ziel zu erreichen. Sie ist die unersetzbare Kraft, die Du auf Deinem spannenden Weg brauchst. Manchmal triffst du auf Schwierigkeiten und Hürden. Dann wirst Du eine starke Motivation benötigen, um zielgerichtet weiter zu gehen.

Wenn ich meinen Leuten die Liebe zur Seefahrt mitteile, und so ein jeder den Drang dazu in sich verspürt, weil ihn ein Gewicht im Herzen zum Meere zieht, so wirst du bald sehen, wie sie sich verschiedene Tätigkeiten suchen, die ihren tausend besonderen Eigenschaften entsprechen. Der eine wird Segel weben, der andere im Walde den Baum mit dem Blitzstrahl seiner Axt fällen. Wieder ein anderer wird Nägel schmieden, und irgendwo wird es Männer geben, die die Sterne beobachten, um das Steuern zu erlernen. Und doch werden sie alle eine Einheit bilden. Denn ein Schiff erschaffen, heißt nicht, die Segel hissen, die Nägel schmieden, die Sterne lesen, sondern die Freude am Meer wachrufen. (...) Ich brauche nicht jeden Nagel des Schiffes zu kennen. Ich muß aber den Menschen den Drang zum Meer vermitteln.

Antoine de Saint-Exupéry (1900-44), frz. Flieger u. Schriftsteller

Erst wenn Du definitiv und klar weißt, **warum** Dir dieses Ziel so wichtig ist, folgt die Frage, **wie** und **womit** Du dieses Ziel erreichen kannst.

In der Spannung zwischen dem Ziel und der Wirklichkeit entdecken wir den Sinn unseres Lebens. (H. G. Adler)

☙❦

Wenn Du all dies berücksichtigst, dann nimm Dir folgende Fragen vor und beantworte sie. (Lass Dir Zeit, vielleicht sogar einen ganzen Tag für jede Frage. Sie kann Dich begleiten, so dass die Antwort von allein kommt.)

Kannst Du Deine Ziele erkennen, die mit Deinen Werten vereinbar sind?

CRID

Welche Spuren wirst Du hinterlassen?

CRID

Wie geht es Dir damit?

CRID

Ein erwähnenswerter Aspekt zu diesem Kapitel ist, dass Ziele unserem Leben nicht nur einen Sinn geben, sie machen uns auch frei. Erst wer seine Ziele klar erkennt ist ein freier Mensch, denn jemand der genau weiß was er will, ist nicht so leicht von anderen beeinflussbar, wie jemand der dies nicht weiß.

Wenn wir unsere Ziele gefunden haben, welche mit unseren Werten vereinbar sind, wollen wir nun auch lernen, wie wir uns darauf ausrichten können und erreichen. Wie zuvor erwähnt gelingt dies am besten mit der so genannten:

2.10 SMART Methode

Diese Methode ist sehr effektiv. SMART steht dabei für ein englisches Akronym, das den Rahmen für eine effektive Zielsetzung vorgibt. Genauer gesagt steht es für die fünf Eigenschaften, die deine Ziele haben sollten. Sie sollten:

Spezifisch,
Messbar,
Erreichbar (Englisch: **a**chievable),
Relevant und
Zeitlich begrenzt (Englisch. **t**ime-bound) sein.

Die SMART-Methode ist ein sehr beliebtestes Mittel, um sich realistische und erreichbare Ziele zu schaffen. Mein **spezifisches Ziel** war es, durch dieses Buch die Heldin in mir zu erwecken, die kraftvoll und präsent durch ihr Leben geht. Und nicht weniger wichtiger, die auch Niederlagen hinnimmt, sich immer wieder aus eigener Kraft aufrichtet, was für mich zu dem Zeitpunkt dieses Buches eine große Herausforderung darstellte. Ich erkrankte an einem Glaukom und wurde am linken Auge operiert. Dies hatte für mich drastische Folgen. Das Unterrichten strengte mich plötzlich sehr an, mein Auge wurde rot und begann zu brennen und schließlich musste ich alle meine gut laufenden Kurse aufgeben. Ich stand vor dem Nichts, musste darauf vertrauen, dass sich nun wieder ein neuer Weg auftut, oder anders ausgedrückt: Ich mein Ziel neu finden kann.

Messbar sollte sich mein Ziel durch ein gutes Körpergefühl ausdrücken., welches ich durchaus erreichbar fand. (**Relevant** ebenso)

Meine **zeitliche Begrenzung** legte ich auf ein halbes Jahr fest.

⊂ॐ∞

Hast Du Dir Deine Ziele wie von mir angeregt wirklich aufgeschrieben? Es ist enorm wichtig diese auf Papier zu bringen, statt sie nur im Kopf haben. Denn es reicht leider nicht aus, zu sagen, „Ich will reich sein." oder "Ich möchte gesund leben". Ziele müssen in einer ganz bestimmten Weise festgehalten werden und hierfür ist die SMART Methode wirklich sehr gut geeignet.

Dein Ziel muss also zu allererst ganz konkret formuliert sein. (**S**pezifisch) Ein individuelles Ziel wird viel eher erreicht als ein generelles. Falsch wäre: „Ich will körperlich fit sein". Besser ist: „Ich gehe jede Woche drei Mal laufen, um meine Ausdauer zu verbessern".

Außerdem muss das Ziel **messbar** sein. In dem genannten Beispiel solltest Du Dir bewusst machen, waran Du erkennst, dass Du Dein Ziel erreicht hast? Was verändert sich? Setze genaue Kriterien, die Dir Deinen Fortschritt deutlich machen. Ein weiteres Beispiel zu diesem Punkt: „Ich will viele Bücher lesen, um mich weiterzubilden" ist sehr ungenau. Messbar wäre hier: Ich lese ab jetzt jeden Tag 50 Seiten eines Buches. (Mehr darf es natürlich trotzdem immer sein.)

Der nächste Punkt ist, dass das Ziel **erreichbar** und **realistisch** ist. Es ist natürlich möglich, jedes Ziel zu erreichen, wenn Du es wirklich willst. Aber manchmal braucht es eine längere Zeitspanne! Völlig unrealistisch ist zum Beispiel: „Ich will in einer Woche

15kg abnehmen". **Realistisch** und **erreichbar** hört sich dagegen so an: „Ich nehme jede Woche 0,5kg ab". Trotzdem musst Du Dir natürlich einen Stichtag für Dein Ziel festlegen. Denn dies sorgt für eine gewisse Dringlichkeit. Du schiebst das Ziel nicht länger auf, sondern fängst sofort mit der Umsetzung Deiner Pläne an.

Nun bist Du dran. Überarbeite Deine Ziele unter Berücksichtigung der Methode im Arbeitsheft. Und ich bin mir sicher, egal wer Du bist oder was Du erreichen willst, mit dieser **SMART**en Zielsetzung kannst, Du Deine Erfolgschancen verbessern. Und Dein Ziel, wie die Heldin, nicht aus den Augen verlieren. Nimm eine Seite in Deinem Arbeitsheft und schreibe jedes Deiner Ziele eventuell neu mit Hilfe dieser **SMART**-Methode auf.

<u>Ein weiterer Tipp dazu:</u>
Hilfreich für Dein Unterbewusstsein ist es Dein Ziel in der ersten Person zu formulieren. Es soll positiv sein und in der Gegenwart formuliert. Zum Beispiel: Ich ernähre mich gesund und fühle mich jeden Tag wohl.

Wenn Du dann Dein konkretes, realistisches und messbares Ziel hast, lies Dir dieses jeden Morgen und jeden Abend ein Mal laut vor. So prägt es sich in Deinem Unterbewusstsein ein und dieses unterstützt Dein Vorhaben gekonnt.

CB

Mein Ziel ist es jeden Tag als Heldin zu leben. Ich möchte mir täglich meiner inneren Kraft und Stärke bewusst sein. Selbstbewusst durch mein Leben gehen. Es ist messbar dadurch, dass sich die Glücksgefühle in meinem Leben erhöhen, ich zufrieden bin. Aber auch dadurch, dass mich der Alltag mit seinen Herausforderungen nicht immer wieder scheitern lässt, sondern ich auch souverän mit Niederlagen umgehen kann, indem ich gemäß einem bekannten Sprichwort: „aus den Steinen etwas schönes baue, welche mir in den Weg gelegt wurden!"

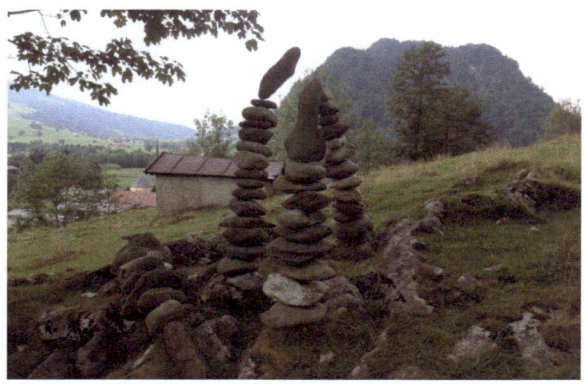

Wie dies gelingt? Darum geht es im nächsten Kapitel!

3. Niederlagen annehmen

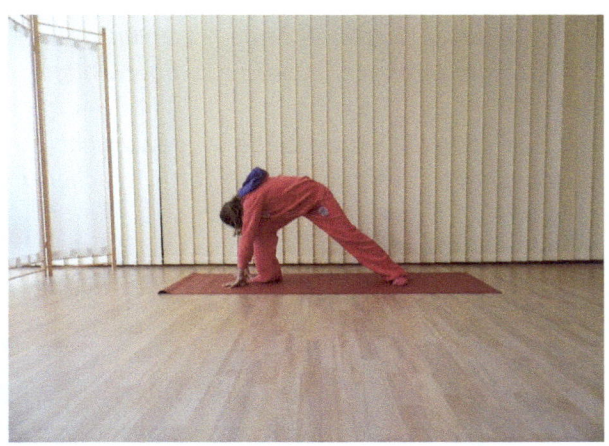

Eine Heldin nimmt Niederlagen an und befreit sich daraus aus eigener Kraft. Sie kann positiv mit Herausforderungen umgehen. Sie sieht eine Niederlage als Chance, weil sie weiß, nicht perfekt sein zu müssen um geliebt zu werden. Folgendes Gedicht ist das Mantra der Heldin:

Ich habe mir Kraft gewünscht ...
... und ich bekam Schwierigkeiten, die mich stark machten.

Ich habe mir Weisheit gewünscht ... und ich bekam Probleme, um sie zu lösen und dadurch Weisheit zu erlangen.

Ich habe mir Wohlstand gewünscht ... und ich bekam ein Gehirn und Muskelkraft, um zu arbeiten.

Ich habe mir Mut gewünscht ... und ich bekam Hindernisse, um sie zu überwinden.

Ich habe mir Liebe gewünscht ... und begegnete besorgten, unruhigen Menschen mit Problemen, um ihnen beizustehen.

Ich habe mir Entscheidungen gewünscht ... und ich bekam Gelegenheiten.

Ich bekam nichts von dem, was ich mir gewünscht habe ... aber ich bekam alles, was ich brauchte.

(gefunden in verschiedenen Internetquellen, Verfasser aber immer als „unbekannt" angegeben)

Bereits im letzten Kapitel erzählte ich, dass ich zum Zeitpunkt der Entstehung dieses Buches, meine eigene persönliche Niederlage hinnehmen musste. Mir wurde bewusst, dass ich nicht mehr unterrichten kann. Alles was ich in zehn Jahren aufgebaut hatte, musste auf einen Schlag beendet werden. Ein kleines Lebenswerk niederlegen und auch verschiedene Träume die ich noch dazu hatte einfach begraben. Dennoch war die Heldin in mir zuversichtlich, dass auch diese Krise oder Niederlage eine Chance bot. Solche Dinge passieren einfach. Nicht immer ist man wirklich darauf vorbereitet und dann trifft es einem zuerst einmal etwas härter. Was konnte ich also tun?

Ich erinnerte mich daran, was mir hilft, Krisen besser wegzustecken. Es ist meine eigene Sichtweise auf die betreffende Situation. Oder anders ausgedrückt, meine Bewertung der Situation. Betrachte ich diese als großes Problem, mit dem ich mich gar nicht beschäftigen will, oder welche ich einfach nur weghaben will, dann komme ich nicht gut damit zurecht.

In meinem Fall war es das Problem, das mir das Unterrichten plötzlich körperliche Schwierigkeiten machte. Im ersten Moment fühlte ich mich hilflos und wurde wütend, da immer mir so etwas passieren musste. Ich merkte aber schnell, dasss diese Sichtweise Energie kostete und ich mich dadurch kraftlos fühlte. In keinster Weise wie eine Heldin. Es zog mich von mir weg, ich fühlte mich fremdbestimmt und hätte auch gerne anderen Menschen die Schuld für meine Situation zu gegeben.

Als ich mich wieder mit der Heldin in mir verband betrachtete ich jedoch dieses Problem als Herausforderung. Als etwas, an dem ich wachsen kann. Als Chance für etwas Neues, vielleicht sogar als eine Art Spiel, welches ich gewinnen konnte, indem ich geschickt und klug vorging. Zudem erkannte ich auch, dass diese Situation mir die Chance bot, zu lernen und zu reifen. Sie war eine Lehrerin für mich. Ich überlegte mir deshalb wieder, was ich wirklich will und wie ich dieses Ziel nun neu aufnehmen kann. Was mir meine bisherigen Erfahrungen nützen. Oder anders ausgedrückt: wie mich diese für etwas Neues unterstützen. Dabei entdeckte ich das große Geschenk dieser Krise. Nur, wenn ich selbst wieder herausfinde, kann ich durch mein Beispiel anderen helfen, die sich in einer ähnlichen Situation befinden. Ich kann Vorbild sein, indem ich diese Erfahrungenn, wie hier geschehen, in diesem Buch niederschreibe. Und durch dieses „Tun" neue Kraft gewinnen, gestärkter daraus hervorgehe. Zudem lernte ich wieder auf mein Bauchgefühl zu hören. Hätte ich dieses nicht immer wieder überhört, wäre es nämlich gar nicht erst zu dieser Situation gekommen, wie sich im Nachhinein heraustellte. (Das Thema „Intuition" gehe ich im letzten Kapitel ebenfalls noch an.)

Das Leben ist ein stetiges auf und ab. Anders ausgedrückt:

Die einzige Konstante
im Universum ist
die Veränderung
(Heraklit)

Ich ermutige nun die Heldin in Dir, diesem Satz nachzuspüren. Zu verstehen, dass Heldinnen mit einer spielerisch-kämpferischen Einstellung zu Problemen, schwierige Situationen deutlich besser und schneller bewältigen. Egal ob es sich wie bei mir um Krankheit handelt oder um andere Dinge wie

Trennung, Arbeitslosigkeit oder schmerzhafte und unerfüllte Sehnsüchte.

Jede Krise ist einfacher zu bewältigen, wenn ich sie als meine persönliche Herausforderung oder als eine Art Mission betrachte, die es zu bewältigen gilt.

Vielleicht sind auch Dir schon solche Heldinnen im Alltag begnet? Halte einen Moment inne und denke nach...

Welche Heldin fällt mir ein?

ᏨᎯᎨᏅ

Von diesen Heldinnen können wir folgende Vorgehensweise lernen:

- ○ Sie gestehen sich Niederlagen ein und nehmen sie an. Ein wichtiger Punkt, denn wie eben schon geschrieben, ist es eine Art Naturgesetz, umso mehr wir uns gegen etwas auflehnen, desto schlimmer ist es. Die Heldin erkennt ihre Niederlage erst einmal als solche an und atmet durch. Es ist für sie nichts weiter als eine negative Erfahrung. Die Gegenmaßnahmen werden eingestellt und sie ist bereit, durch die Erfahrung hindurchzugehen.

○ Dann lässt sie im nächsten Schritt auch die damit verbundenen Gefühle der Wut, Enttäuschung oder auch Angst zu. Sie lässt diese einfach **da** sein. Selbst das, was sie als Heldin fürchtet, kommt nun auf sie zu. Sie stellt sich der negativen Erfahrung und durchlebt diese. Dies wiederum ist die Voraussetzung dafür, dass die Erfahrung abziehen kann - dass sich das Problem lösen kann. Wenn wir es ihr gleichtun wird sich in vielen Fällen herausstellen, dass die Befürchtungen meistens haltlos und komplett falsch waren: Das Problem scheint auf uns zuzukommen und im besten Fall löst es sich einfach auf. Im schlimmsten Fall werden wir die negative Erfahrung tatsächlich durchleben müssen. (Meine Erfahrung war bisher meistens, dass es noch nie wirklich so schlimm gekommen ist, wie ich es mir vorgestellt hatte.)

○ Im dritten Schritt analysiert sie das was geschehen ist. Selbstmitleid ist ihr fremd. Dieses lässt sie gar nicht erst aufkommen und vermeidet so die Opferrolle.

○ Dafür übt sie sich in konstruktiver Selbstkritik, ohne unnötige Schuldgefühle aufkommen zu lassen.

- Die Heldin erhält sich ihre Selbstachtung.

- Aber das wichtigste: Sie sieht eine Niederlage <u>immer</u> als Herausforderung an.

ଔଷଠ

3.1 Herausforderungen

Dazu nun mehr. Das Vermeiden von Herausforderungen verschafft uns vermeintlich ein sicheres und bequemes Leben. Dabei übersehen wir aber, dass wir einen sehr hohen Preis für diese Bequemlichkeit bezahlen. Nur durch Herausforderungen können wir uns weiterentwickeln und zu dem Menschen werden, der wir wirklich sind.

Neue Herausforderungen erfordern neue Wege.
(Gottfried Niebaum , deutscher Lyriker und
Erfinder)

Wenn wir eine neue Herausforderung angehen sollen finden wir schnell Ausflüchte, weshalb dies gerade nicht möglich ist. Wir sind zu alt, haben zu wenig Kraft, sind zu krank, zu belastet, haben nicht genug Geld oder einfach keine Zeit für Veränderungen. Wir verbleiben lieber in unserer gewohnten Situation, auch wenn uns diese nicht mehr gefällt. Leben wir dann wirklich das Leben, welches wir führen wollen?

Das Leben einer Heldin?

Welche dieser Aussagen könnte von Dir sein?

Herausforderungen sind Aufgaben, bei denen man sich anstrengen muss, um sie zu bewältigen. Wir müssen dazu unsere „Komfortzone" verlassen und alles aus uns herausholen, Wissen anwenden und es auf andere Bereiche übertragen. Konzentriert bei der Aufgabe bleiben. Wenn wir sie dann bewältigt haben, stellt sich als Belohnung dafür meistens ein tiefes Gefühl der Befriedigung ein. Wir wachsen über uns selbst hinaus und können so unsere Leistungsfähigkeit besser einschätzen oder sogar noch weiter entwickeln.

(Im Vergleich dazu sind Unterforderungen Aufgaben, die uns leicht von der Hand gehen und immer gelingen. Hierbei handelt es sich meistens um Routine Aufgaben. Dinge, die wir tagtäglich machen. Aufstehen, waschen, frühstücken, Zähne putzen, ... Allerdings führt dies oft dazu, dass es uns an Präsenz mangelt und wir mit unseren Gedanken überall sind, nur nicht im Hier und Jetzt.)

Überforderung wiederum entsteht, wenn die Aufgaben für uns nicht lösbar scheinen. Nur bei der Bewältigung von Herausforderungen können wir es erreichen, dass in unserem Gehirn die Glückshormone Dopamin und Serotonin ausgeschüttet werden und sich dadurch das entsprechende Gefühl einstellt.

Die gute Nachricht dabei ist: je mehr wir uns in

Herausforderungen bewähren, umso stärker und lebendiger werden wir. Dieses Bewähren führt zu Glück, was wiederum ausstrahlt und mehr Energie für die nächste Aufgabe gibt. Dadurch wachsen wir über uns selbst hinaus und entwickeln uns weiter. Zudem erleben wir, was die scheinbare Niederlage positives mit sich bringen kann.

$$\text{C3·80}$$

Zum verdeutlichen wieder einmal eine Geschichte:

Glück oder Unglück, wer weiß das schon?

*E*in alter Mann und sein Sohn bestellten gemeinsam ihren kleinen Hof. Sie hatten nur ein Pferd, das den Pflug zog. Eines Tages lief das Pferd fort. „Wie schrecklich!" sagten die Nachbarn, „Welch ein Unglück."

„Wer weiß, ob Glück oder Unglück", erwiderte der alte Bauer.

*E*ine Woche später kehrte das Pferd aus den Bergen zurück. Es brachte fünf wilde Pferde mit in den Stall. „Wie wunderbar!" sagten die Nachbarn, „Welch ein Glück."

„Glück oder Unglück? Wer weiß", sagte der Alte.

*A*m nächsten Morgen wollte der Sohn eines der wilden Pferde zähmen. Er stürzte und brach sich ein Bein. „Wie schrecklich!" sagten die Nachbarn, „Welch ein Unglück!"

Der Bauer antwortet nur: „Glück oder Unglück?"

*D*rei Tage später kamen die Soldaten ins Dorf und holten alle jungen Männer in den Krieg. Den Sohn des Bauern konnten sie nicht brauchen. Er blieb als einziger verschont.

Glück oder Unglück. Wer weiß das schon!

(aus China)

ॐ

Zu diesem Kapitel gehört auch, dass wir bei einer Niederlage oft Kritik erhalten. Diese zieht uns oft herunter, weg von uns selbst. Wie bei obiger Geschichte hat jedoch auch die Kritik zwei Seiten. Eine Heldin weiß dies und hat Möglichkeiten für uns parat, wie wir damit besser umgehen können.

3.2 Kritik

Wir erhalten diese nicht nur von außen, sondern auch von uns selbst, da wir nicht zufrieden mit dem Ausgang einer Sache sind. Als Heldin nehmen wir diese an und verwerten sie positiv. Wir wissen durchaus, dass „annehmen" alles andere als einfach ist und sie im ersten Moment sogar sehr schmerzhaft sein kann.

Die Heldin weiß auch, dass jede gerechtfertigte Kritik auch die Chance bietet, sich zu verbessern und sich weiterzuentwickeln. Etwas aus ihr zu machen. So wie es in der folgenden Metapher von Anthony de Mello geschrieben wurde:

*E*in Affe auf einem Baum warf eine Kokosnuss einem weisen Mann an den Kopf.

Der Mann hob die Nuss auf, trank die Milch, aß das Fruchtfleisch und machte sich eine Schüssel aus der Schale.

Nun hätte sich der Mann über den Affen, der den Kritiker symbolisiert maßlos ärgern, schreien oder sich selbst bemitleiden können, über den durch die Kokosnuss (die eigentliche Kritik) verursachten Schmerz! Statt dessen hat er die Kokosnuss als willkommene Chance gesehen, etwas Wertvolles daraus zu machen.

Diese Geschichte soll uns helfen, besser mit Kritik umzugehen und diese nicht zu persönlich nehmen.

Wir sollten auch beachten, dass jede Aussage zu 90 % etwas mit demjenigen zu tun hat, der sie ausspricht. Nur der geringe Rest (!!!!) hat vielleicht wirklich etwas mit uns zu tun. Diesen kleinen Anteil sollten wir wiederum optimal für uns nutzen. Darauf aufbauen. Sie wieder als Herausforderung sehen, um etwas zu ändern.

ଔୄ

3.3 Gefühle

Ein Punkt, welchen ich diesem Kapitel noch hinzufügen möchte, ist der Umgang mit unseren Gefühlen. Sie hindern uns nicht nur daran, an unserem Ziel dranzubleiben, da wir uns zu sehr von ihnen vereinnahmen oder ablenken lassen, sondern diese sind letztendlich dafür mitverantwortlich, wie wir etwas sehen. Deshalb greife ich sie hier noch einmal auf, um einen angemessenen Umgang mit ihnen zu beschreiben.

Denn wenn wir unser heldinnenhaftes Leben mit Yoga führen, wird uns dies (glücklicherweise) nicht davor bewahren Gefühle zu haben. Aber wir lernen diese wahrzunehmen und erkennen, um dann aus ihnen zu lernen. Sie zu regulieren statt kontrollieren zu wollen. Wie zum Beispiel in obiger Situation. Natürlich wurde ich wütend, als ich die Probleme mit meinem Auge hatte und erkannte, welche Folgen dies hat. Kontrollieren würde bedeuten, dass ich sie hinunterschlucke, was irgendwann zu einem Vulkanausbruch wegen einer Nichtigkeit führen würde und Personen treffen würde, die mit der eigentlichen Situation gar nichts zu tun haben. Regulieren meint in dem Fall dagegen wahrnehmen, aussprechen und sich einen Kanal suchen, um diese Energie freiwerden zu lassen.   Manchmal trommle ich dafür dann ein feuriges Solo auf meinen Bongos.

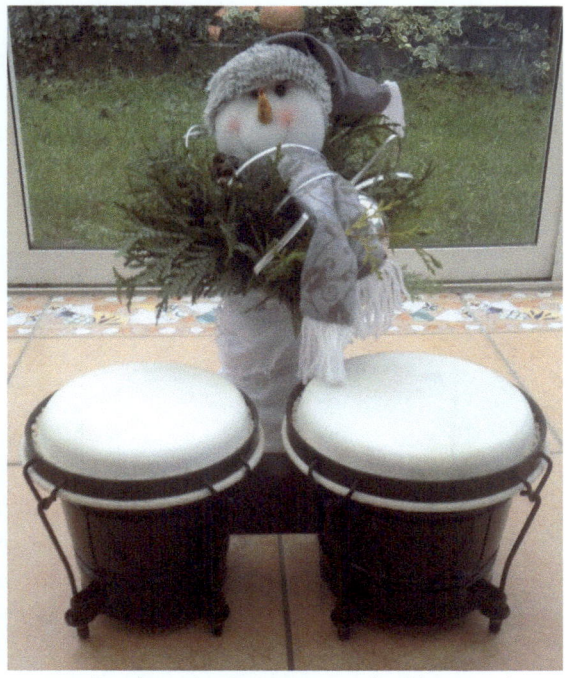

Denke einen Moment darüber nach.

Was ist Dein Weg in solch einem Fall?

ᘓᘒ

„Fange zu tun an,
dann hast du auch die Kraft dazu."
Ralph Waldo Emerson

ᘓᘒ

Im nächsten Schritt kümmern wir uns um die Motivation. Was treibt uns an, um unsere Ziele zu erreichen? Was hilft uns dranzubleiben? Kümmern wir uns um das

„Warum"

ᘓᘒ

Nichts ist unmöglich; es gibt Wege,
die aus jeder Situation führen,
und wenn unser Wille stark genug ist,
werden wir immer die notwendigen Mittel finden.
Es ist oft lediglich eine Ausrede,
wenn wir sagen Dinge seien unmöglich."

François de La Rochefoucauld

4. Motivation

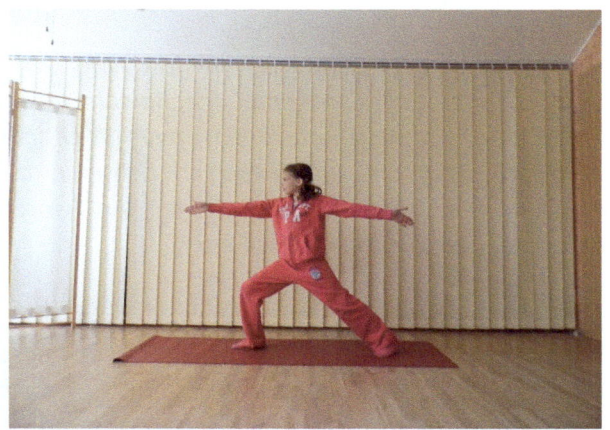

Nach Niederlagen erscheint unsere Heldin wieder und richtet sich mit neuer **Motivation** auf ihr Ziel aus.

In diesem Kapitel geht es nun darum, wie wir die richtige Motivation finden, um an unser Ziel zu gelangen. Die Motivation ist sehr wichtig, um an unserem Ziel dranzubleiben, wie im vorigen Kapitel bereits mit der Frage nach dem „warum" erläutert. (Genauso wie wir sie brauchen, um überhaupt ein Ziel zu finden.) Manchmal muss man dazu auch ungewöhnliche Wege gehen, wie in folgender Geschichte deutlich wird:

Das Königskind

*E*s war einmal ein König. In seiner Stadt herrschte große Armut. Die Menschen in der Stadt waren verbittert und unzufrieden und sie fürchteten ihren Herrscher.

Eines Tages ließ der König alle Bewohner am Stadtplatz versammeln, um ihnen etwas Wichtiges mitzuteilen. Gespannt und ängstlich richteten die Menschen ihre Blicke auf den König und waren neugierig auf die wichtige Mitteilung.

Der König sprach:

„Ich habe heimlich ein Königskind gegen eines eurer Kinder getauscht. Behandelt es gut. Sollte ich erfahren, dass meinem Kind Schlechtes widerfährt, werde ich den Schuldigen zur Rechenschaft ziehen!"

Dann kehrte der König auf sein Schloss zurück. Die Stadtbewohner fürchteten die Strafe, weil niemand wusste, welches das Königskind war. Deshalb begannen die Menschen, alle Kinder in der Stadt so zu behandeln, als wäre jedes einzelne das Königskind.

Es vergingen viele Jahre. Die Kinder wurden zu Erwachsenen und bekamen selber Kinder. Der mittlerweile alte König beobachtete mit Genugtuung die Entwicklung in seiner Stadt. Aus der früheren armen und schmutzigen Stadt wurde eine prachtvolle, weit über die Landesgrenzen bekannte

Stadt. Es gab Krankenhäuser, Schulen, eine große Bibliothek …

Die Bewohner waren zufrieden und glücklich.

Und warum?

Weil alle Bewohner die Kinder in der Stadt mit viel Liebe und gut erzogen haben. Da niemand wusste, welches Kind das Königskind war, wurde jedes in der Stadt so behandelt, als wäre es vom König.

(Verfasser und Herkunft unbekannt, gefunden im Internet)

Motivation ist wie ein Motor. Ohne ihn geht nichts voran. Manchmal kommt er jedoch ins stottern oder stirbt ganz ab. Was uns dann hilft sind hier die Tipps und Tricks der Heldin um diesen Motor wieder zum Laufen zu bringen.

Die Worte sind gut, sie sind aber nicht das Beste.
Das Beste wird nicht deutlich durch Worte.
Der Geist, aus dem wir handeln, ist das Höchste.
(Goethe)

Hinter jedem Ziel steht immer auch ein Grund, dieses Ziel erreichen zu wollen. Das „**warum**" wir etwas erreichen wollen. Dies ist das Motiv, welches uns als Grundlage der Motivation dient. Aus dem Motiv entsteht dann die eigentliche Motivation. Das, was uns antreibt unser Ziel zu erreichen. Neugierde und Interesse, Belohnung und Gruppendruck sind Beispiele für wichtige Motive im Lernumfeld. Die Neugier und das Interesse kommen aus einem selbst, die Motivation wird in dem Fall vom Lernenden und nicht von außen erzeugt. Dies wird als **intrinsische Motivation** bezeichnet.

Das Gegenteil hiervon ist somit Gruppendruck aber auch Belohnungen. Hier wird die Motivation von außen erzeugt.   In dem Fall spricht man von **extrinsischer Motivation**.

Es gibt unterschiedliche Arten von Belohnungen. Dabei müssen es nicht immer die vermeintlich "großen" Belohnungen, die zu deutlich höherer Motivation führen. Durch verschiedene Studien* hat man herausgefunden, dass bei Belohnungen ein gesundes Mittelmaß optimal ist. Bei Kindern werden auch schon anerkennende Kleinigkeiten als Belohnung empfunden: Ich kenne zum Beispiel die Möglichkeit, dass in Schulen Bildchen oder Bilder-stempel unter eine gelungene Aufgabe eingesetzt werden und dies den Kindern viel Freude bereitet, sie motiviert. Für uns Erwachsene wiederum ist eine Entspannungsübung, ein warmes Bad oder ähnliches, als Belohnung eine sehr gute Idee. (Mehr und vertiefende Informationen hierzu finden sich unter folgendem Link:)

https://www.phil-fak.uni-duesseldorf.de/fileadmin/Redaktion/Institute/Allgemeine_Sprachwissenschaft/Dokumente/Bilder/1993_DeciRyan_DieSelbstbestimmungstheoriederMotivation-German.pdf

Es hat sich herausgestellt, dass intrinsische Motivation tragfähiger und dauerhafter ist als extrinsische. Als Heldin solltest Du also versuchen, Dich selbst von innen heraus so effektiv wie möglich zu motivieren. Erste Voraussetzung dafür ist, dass Du einen Sinn in Deinem Tun erkennst, im Idealfall einen Zusammenhang mit Deinem Ziel. Das bedeutet im Umkehrschluss, dass Du Dein Ziel möglichst klar formulieren und dieses immer als Hintergrund Deiner Handlungen sehen solltest.

Zusammengefasst ergeben sich als Hinweise unserer Heldin:

- Mache Dir Deine **Ziele klar** und richte Dich immer wieder darauf aus. Zielklarheit und das Erkennen des Sinnzusammenhangs allein werden als beständige Motivation dennoch keineswegs ausreichen. Am besten Du unterteilst Dein Gesamtziel in verschiedene, erreichbare **Zwischenziele**. Durch das Erreichen dieser Teilziele hast Du dann bereits ein kleines Erfolgserlebnis. Führe Dir jeweils Deine Teilerfolge vor Augen, und nimm Dir die Zeit, Dich auch darüber zu freuen! Dieser erlebte Erfolg wird die vorhandene Motivation verstärken.

Es gibt mehrere Arten von Motiven, die Du für die Motivation nutzen kannst. Je mehr dieser Motive Du für Deine Zielerreichung nutzen kannst, desto stärker wird letztendlich auch die eigene Motivation. Mögliche Motive sind Interesse an der Sache, Wissensdurst, Perfektion, ... und vieles mehr. Deshalb lautet der nächste Tipp:

- Versuche möglichst viele verschiedene Motive zur Verstärkung der Motivation einzusetzen!

Diese zwei Punkte sind nun vor allem **intrinsische** Motivationsformen. Sie sind für Lernerfolge gut anwendbar. Zusätzlich solltest Du Dir **extrinsische** Anreize setzen, um Dich noch besser motivieren zu können. Beim Erreichen eines Teilziels kannst Du Dich zum Beispiel mit einem Abend im Kino belohnen. Da Erfolg seinerseits mehr als alles andere motiviert, solltest Du diesen so oft wie möglich durch erreichbare Teilziele erfahrbar machen.

Das schwierigste an der Motivation ist das Vermeiden von Störungen derselben. Immer diszipliniert an einer Sache dranbleiben und sich nicht ablenken lassen. Hierfür ist es auf der einen Seite wichtig Disziplin aufzubauen. Auf der anderen Seite kannst Du den Störungen aber auch dadurch vermeiden, dass Du sie vor der Dir vorgenommenen

Aufgabe erledigt. Oder Dir wenigstens bei der jeweiligen Sache ein Blatt bereitlegst, auf dem Du Dir die aufkommenden Gedanken notiert um sich diesen später zu widmen. Denke ich während meines Schreibens zum Beispiel an die Einkäufe, welche ich noch erledigen sollte, notiere ich dies auf meinem Blatt und teile auch gleich die Zeit dafür ein. Wichtige andere Aufgaben werden natürlich manchmal auch gleich erledigt. (Wenn eines meiner Kinder unerwartet nach Hause kommt, oder ein Klient anruft,...)

Motivationsstörungen sind auch auf emotionaler Ebene zu finden. Wenn Du Dich gerade über etwas aufgeregt hast und innerlich noch wütend bist, dann hast Du sicher keine Ruhe an Deinem Ziel dranzubleiben. Hier ist es sinnvoller erst einmal "Dampf" abzulassen und Dich selbst zu beruhigen. Abhilfe kann ganz schnell eine Entspannungsform wie Yoga schaffen, oder meine bereits im vorigen Kapitel genannte Möglichkeit des Trommelns.

Weitere Vorschläge zur Selbstmotivation

1. Aufgabe genau definieren
Wenn das Ziel klar ist, solltest Du im nächsten Schritt die einzelnen Teilziele möglichst genau definieren. Was gehört alles dazu? Was ist nicht wirklich wichtig? Solange uns dies nicht bewusst ist, neigen wir vielleicht dazu uns zu „verzetteln". Dies führt zwangsläufig zu Frustration und mindert dabei gleichzeitig die Motivation.

2. Die Motivation hinter dem Ziel feststellen

Warum will ich genau dieses Ziel erreichen? Warum möchte ich zum Beispiel ein eigenes Studio eröffnen? Ist es die Unabhängigkeit, oder das Geld, welches ich verdienen kann? Wenn Du weißt, was Dich motiviert, kannst Du Deine Aufgaben danach gestalten und dieses Wissen zur Selbststeuerung nutzen.

3. Nutze Visualisierungen

Stelle Dir vor Deinem geistigen Auge vor, wie Du die Dir gestellte Aufgabe mit Freude und Schwung erledigst. Male Dir alles bis ins kleinste Detail aus und stelle Dir auch vor, wie es sich anfühlt, wenn Du an Deinem Ziel angelangt bist. So wie die Motivation mit Teilerfolgen Dich beflügelt ist es auch, wenn Du das Erreichen Deines Ziel geistig durchlebst. Beziehe so viele Sinne wie möglich mit ein. Was siehst Du? Was spürst Du, was hörst Du? Was werden andere über Dich sagen? Fühle den Stolz in Dir emporsteigen, nachdem Dein Ziel erreicht ist. So kannst Du Dich durch Visualisierungen sehr stark selbst motivieren.

4. Bleibe achtsam

Achte auf Deine innere Stimme, Deinen inneren Kritiker. Sollte er Dir einreden, dass Du diese Aufgabe nie bewältigen kannst oder ähnliches, wirst Du zwangsläufig scheitern, weil Deine Motivation durch Dein Unterbewusstsein geschwächt wird. Sage in solchen Momenten bewusst „STOPP" wie schon im ersten Kapitel zum Thema „Achtsamkeit" angeführt. Dann halte Dir ganz bewusst die beiden vorigen

Punkte wieder vor Augen, also warum Du etwas erreichen willst und wie es sich anfühlt, dass Du es erreicht hast. Zu Beginn erfordert dies viel Übung, aber mit der Zeit wird der Aufwand immer geringer.

5. Belohne Dich

Stelle Dir immer wieder Belohnungen für erledigte Aufgaben in Aussicht. Mache dies auch (oder gerade) nach dem erreichen von Teilzielen um Dich immer wieder neu zu motivieren. Kauf Dir ein Buch, gehe ins Kino oder gönne Dir eine Massage. Suche Dir Dinge aus, die Du wirklich gern hast oder gerne tun würdest. Schreibe Dir auf, womit Du Dch bei welchem Ziel belohnen wirst. Das Allerwichtigste dabei ist, dass Du Dich niemals selbst um Deine Belohnung betrügen darfst. Ein Versprechen sollte man immer halten, vor allem wenn man es sich selbst gibt.

6. Teile Deine Aufgabe laut der SMART Methode ein

Setze Dir erreichbare Zwischenziele, definiere auch diese ganz genau und mach Dir bewusst, was Du konkret dafür tun kannsst und dann:

7. Setzte Dir Termine

Setze Dir für jede Deiner Aufgaben Termine. Trage diese in den Kalender ein. Damit hast Du zum einen Dein Ziel immer vor Augen und zum anderen auch das Erfolgserlebnis, wenn Du diesen Termin erledigt hast. Achte darauf, dass Du Dir keinen Druck erzeugst, indem Du Dir zuwenig Zeit lässt. Das Gegenteil ist jedoch auch nicht gut, Dir zuviel Zeit für eine Aufgabe zu geben Auch dies könnte eher demotivieren, da man dann die Dinge zulange vor sich herschiebt und dann kurz vor dem Datum womöglich unter Zeitdruck gerät.

8. Erstelle Tagespläne

Teile Deine Ziele noch weiter ein und mache Dir für jeden Tag einen Plan, welche Maßnahmen Du heute unternehmen kannst um dranzubleiben. Setze Dir auch hierfür realisierbare Zeiten, inklusive Pufferzeiten. Tägliche Aufgaben, verhelfen Dir dran-zubleiben, selbst wenn sie noch so klein sind. Dadurch wächst Deine Motivation automatisch wieder mit.

9. Feiere Deine Erfolge

Gibt Dir selbst die Anerkennung die jeder von uns benötigt. Feiere jedes Ziel oder Teilziel, welches Du erreicht hast. Klopfe Dir im übertragenen oder tatsächlichen Sinn auf die Schulter und sei stolz auf Dich. Spüre die Heldin in Dir!

10. Gönne Dir manchmal eine Auszeit

An Tagen, an denen alles irgendwie schiel zu laufen scheint, denk an das was Du bisher erreicht hast, mache Deinen Plan und genieße es auch einmal weniger zu tun. Schon mit dem Anlegen des Planes hast Du eine Kleinigkeit erledigt und somit das Gefühl etwas für Dein Ziel getan zu haben.

 CS&D

Nun hast Du als Heldin Dein Ziel gefunden und hast genügend Motivation um Dich immer wieder darauf auszurichten. Ideen, welche Deinen „Motor" am Laufen halten.

Cʒ୫౦

Als Heldin bist Du Dir aber auch Deiner Stärken bewusst, welche Dir ein heldinnenhaftes Leben ermöglichen. Du lebst sie und „fütterst sie immer wieder. Dies hat zur Folge, dass Du durch sie von Innen heraus strahlst.

Bist Du Dir Deiner Stärken wirklich bewusst?

Hast Du Deine Stärken bereits gefunden? Sie sind ein weiterer Schlüssel zu einem kraftvollen Leben! Dies ist ein sehr wichtiges Thema und deshalb werden wir uns diesem nun im nächsten Kapitel ausführlicher widmen. Dabei geht es mir nicht nur um die Stärken, welche Dein Wesen ausmachen, sondern auch um die, welche von innen kommt, Dein Bauchgefühl, welches Dir Sicherheit gibt, das Richtige zu tun. Bereits in meinem Buch „Erwecke die Heldin in Dir" habe ich diesem Thema bereits ein ganzes Kapitel gewidmet. Dennoch finden sich hier wieder neue und vertiefende Aspekte dazu, da Stärke und Kraft die wesentliche Merkmale einer Heldin sind.

5. Stärken

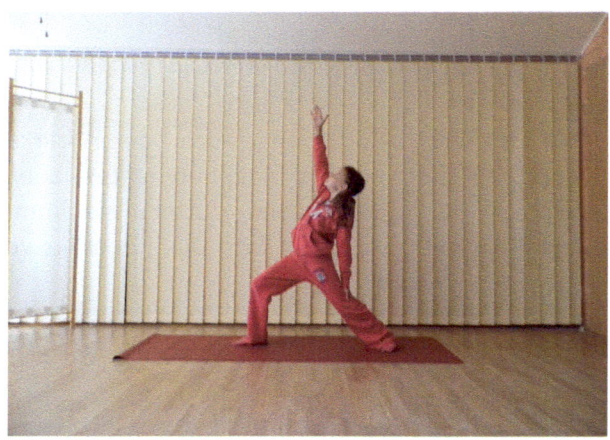

Die Heldin ist sich ihrer Stärke und Stärken bewusst und geht kraftvoll durch das Leben.

In diesem Kapitel geht es nun darum, die eigenen Stärken zu entdecken und zu fördern, um so noch mehr als Heldin durch das Leben zu gehen. Dabei geht es zunächst einmal um die Stärken, welche unseren Charakter oder unser Wesen ausmachen. Diese können sich natürlich auch auf unser Berufsleben, unsere „Berufung" übertragen lassen.

Unsere Stärken zu kennen und zu leben verhilft uns auf jeden Fall zu mehr Freude und Lebens-qualität.

Das Verstehen deiner Stärken macht sie größer.
(Luc de Clapiers Vauvenargues)

Finde heraus, worin Du gut bist!

Stell Dir vor, wie es wäre, wenn Du Deine Stärken täglich anwenden würdest und Freunde, Bekannte oder fremde Menschen Dich jedes Mal dankbar anlächelten, Dir Respekt, Dankbarkeit und Wertschätzung gegenüber aufbingen würden und Dir auf diese Weise Deine positive Ausstrahlung widerspiegelten.

Dies lässt in Dir sicher ein wundervolles, angenehmes Gefühl entstehen. Du erkennst und spürst die Heldin in Dir, die eins mit sich ist, ihre Stärken verinnerlicht hat und diese im Alltag anwenden kann.

Wie aber finden wir nun unsere Stärken heraus? Eine Möglichkeit ist es, kostenlose Fragebogen im Internet zu beantworten. Zum Beispiel diesen unter nachfolgenden Link:

http://www.charakterstaerken.org/

Eine andere Möglichkeit ist es die zahlreichen Studien der Wissenschaftler Martin Seligman („Signature Strengths") oder auch Donald Clifton (vom Gallup Institut, der den Strengthsfinder herausgebracht hat) zu nutzen. Aufgrund deren Tests haben diese eine Liste von 34 Stärken herausgefunden, die jeder von uns mehr oder weniger in sich trägt und nutzt. Näheres hierzu findet sich unter folgendem Link:

https://www.gallupstrengthscenter.com

Hier kann ich aus eigener Erfahrung empfehlen, sich einen professionellen und zertifizierten Gallup Strengthsfinder Coach zu suchen, um sich durch obigen Test seiner Stärken bewusst zu werden und dann zu lernen, wie man sie im Alltag einsetzen kann. Sie fördern kann, damit sie sich weiter entwickeln.

Zum Einstieg und um Dein Interesse zu wecken, möchte ich Dir hier folgende Möglichkeiten anbieten um Dich mit dem Thema vertraut zu machen:

1. Befrage die Menschen, die Deine Stärken am besten und längsten kennen. (Freundinnen, Bekannte, Partner Nachbarn,,...)

2. Achte darauf, was Du bei anderen schätzt. Vielleicht wirst Du feststellen, dass diese Dinge auch bei Dir vorhanden sind und deshalb einen hohen Stellenwert einnehmen.

3. Schau Dir Deine Wünsche und Träume an. Sie offenbaren häufig die Anwesenheit von Talenten, besonders wenn Du sie schon in Deiner Kindheit gespürt hast. Wenn Dich etwas magisch anzieht, besteht eine große Wahrscheinlichkeit, dass es Dich zu besonderen Tätigkeiten geführt hat.

4. Deine Erinnerungen an die Kindheit können allgemein viel über Deine Stärken und Talente aussagen. Was hast Du gerne gespielt? Wovon hast Du geträumt? Hier sind die Ursprünge Deiner Stärken. Welche Dinge hast Du bereits als Kind gemacht und machst sie heute auch noch gerne, vielleicht sogar besser als damals?

5. Bei welchen Themen fällt es Dir leicht zu lernen? Schnelles Lernen weist ebenfalls auf Deine Talente hin. Wenn Du das Gefühl hast, bestimmte Inhalte wie einen Schwamm aufzusaugen werden in Dir ruhende Fähigkeiten erweckt. Dies wiederum setzt Bahnen in Deinem Gehirn in Bewegung, die Dich befähigen, mit rasanter Geschwindigkeit neuronale Verknüpfungen über die Synapsen zu erstellen, Inhalte zu übermitteln und anzuwenden.

6. Was verschafft Dir Zufriedenheit? Wenn Du Herausforderungen annimmst und sie erfolgreich mithilfe Deiner größten Stärken bewältigst spürst Du in der Regel ein großes Glücksempfinden. Ein Zustand der „inneren Erfüllung", welche wiederum ein Indiz für das Leben Deiner Stärken ist. Es sind die Momente, in denen Du wenig Kraft aufwenden musst, um etwas zu schaffen und darüber hinaus sogar noch neue Energie hinzugewinnst.

7. Spüre die Momente, in denen Du nah dran bist an Deinem „wahren Ich". Das sind die Momente in denen Du authentisch bist, Deinen Werten treu bist und zudem Deine Stärken lebst.

Weißt Du, was ich meine?

8. Das Gefühl der „Zeitlosigkeit" oder des „im Fluss mit dem Leben zu sein" kann ebenso ein Anhaltspunkt für Deine Stärken sein. Wenn Du schon einmal so vertieft in eine Sache warst, dass Du die Zeit vergessen hast, kann der Grund dafür die Verbindung der Aktivität mit Deinen Dir eigenen Stärken gewesen sein.

9. Ähnlich ist es mit den Dingen, die Dir sehr einfach erscheinen und deshalb „leicht von der Hand gehen" also keine große Anstrengung für Dich darstellen. Auch hier sind in der Regel Deine Stärken und Talente verborgen.

10. Achte darauf, auf welche Dinge Du Deine Aufmerksamkeit richtest. Unbewusst wirst Du Dich sicher auf die konzentrieren, welche mit Deinen Stärken verbunden sind. Ich achte z.B. ständig auf neue Bücher und interessiere mich stark für neue Trends im Gesundheitsbereich. „Wissbegier ist eine meine Stärken und diese möchte natürlich auch genutzt werden.

11. Welche Worte oder Sätze kommen häufig in Deinem Sprachgebrauch vor? Dies kann ebenfalls ein Hinweis auf Deine Stärken sein. Wenn Du über Tätigkeiten „Ich liebe es, wenn…" oder „Es macht mir unglaublich Spaß, wenn…", sagst dann bist Du ebenfalls einer Stärke auf der Spur.

12. Achte auf Deine Stimmlage. Spüre es, wenn in ihr Leidenschaft, Freude und Energie zu hören ist. Du durch die Stimme erkennen lässt, dass Du für eine Sache brennst.

13. Bei welchen Tätigkeiten bist Du motiviert? Auch dies ist ein guter Wegweiser, der uns unsere Stärken aufzeigt. Aktivitäten, die Du hauptsächlich aus Freude am Tun ausübst, lassen Dich Deine Stärken leben und ergeben ein unbeschreiblich gutes Gefühl.

14. Am deutlichsten zeigen sich Deine Stärken allerdings bei herausragenden Leistungen, die Du gezeigt oder die andere an Dir beobachtet haben.

15. Gehe mit den Menschen ins Gespräch und lasse sie ihre Aufmerksamkeit auf die oben genannten Punkte richten. Insbesondere zur Stimme oder zu dem letztgenannten Punkt, können diese viel beitragen.

❧

Nun wie sieht es aus, hast Du Deine Stärken schon aufgespürt? Schreibe sie Dir am besten gleich in Dein Arbeitsheft:

Meine Stärken:
1.
2.
3.
...

Mit dem Erkennen der Stärken ist aber nur ein Schritt getan. Viel wichtiger ist es, diese nun im Alltag täglich einzusetzen. Sie zu „füttern" um sie dadurch wachsen zu lassen. Und dadurch letztendlich wieder als Heldin durch das Leben zu gehen.

Vielleicht fragst Du Dich, wie Du das tun sollst? Auch ich habe mir diese Frage gestellt und möchte nun im weiteren für meine eigenen, mir bekannten, aber auch andere häufig vorkommende Stärken einige Tipps geben. Hintergrund dabei ist es zudem, dass Du dadurch auch Stärken als solche erkennen kannst, die Dir vielleicht zuvor als unbedeutend erschienen.

ଓଃ

4.1 Lebe Deine Stärke

Wenn Du nun Deine Stärken vor Dir liegen hast, versuche zuerst einmal selbst herausfinden, wie Du diese bereits im Alltag nutzt oder lebst. Eine meiner Stärken ist, wie bereits oben erwähnt, die „Wissbegier". Wenn ich etwas aufnehme was mich interessiert, versuche ich gleich mehr darüber in Erfahrung zu bringen und es dann wenn möglich bei meiner Arbeit umzusetzen. Sollte dies auch auf Dich zutreffen, könntest Du zum Beispiel:

- Auf Weiterentwicklung durch Lernen setzen. Verfeinere Deine Lernweise. Wenn Du am besten durch Wissensvermittlung lernst, suche nach Möglichkeiten, andere anzuleiten. Wenn Du am besten lernst, indem Du über den Lernstoff nachdenkst, nimm Dir hierfür die Zeit dazu.

- Übernimm die Rolle eines „Early Adopter*" neuer Technologien, etwa eines neuen Verkaufsstellen- oder Back-Office-Systems. Da Du schnell lernst, kannst Du Deine Kollegen über wichtige Fortschritte informieren. (*bezeichnet Menschen, die die neuesten technischen Errungenschaften oder die neuesten Varianten von Produkten oder modischen Accessoires nutzen. Early Adopters gehören - nach den eigentlichen Innovatoren – zu den ersten, die neue Ideen übernehmen. Quelle: wikipedia)

- Miss Deinem Lernbedürfnis die entsprech-ende Bedeutung bei. Wenn Du dieses Bedürfnis am Arbeitsplatz nicht erfüllen kannst, nutze die Angebote zur Erwachsen-enbildung in Deiner Umgebung. Bring die Disziplin auf, Dich jährlich für mindestens einen neuen Fortbildungs- oder Erwachsen-enbildungskurs anzumelden. Du wirst sehen, dass Dir dies unglaublich gut tut!

- Fungiere als Auslöser für den Wechsel. Andere sind möglicherweise von neuen Regeln, neuen Fertigkeiten oder neuen Umständen eingeschüchtert. Deine Bereitschaft, diese Neuheiten in Dir aufzunehmen, kann sie beruhigen und sie zu neuen Leistungen anregen. Nimm diese Verantwortung ernst.

- Gehe an ein Thema heran, welches Dich interessiert. Suche im Internet dazu Fakten, Texte, Bilder und andere Informationen. Gibt es Bücher, welche Du Dir zu einem bestimmten Anlass wünschen könntest? Forschungen oder Experimente, welche Du nachlesen kannst?

- Auch Autobiographien bekannter Menschen können helfen, diese Stärke zu fördern und damit das eigenen Glücksempfinden zu stärken. Zudem können wir aus deren Fehlern lernen und uns von deren Erfolgen inspirieren lassen.

CʒʚↃ

Vielleicht ist auch Offenheit oder Neugierde auf Neues eines Deiner Themen dann:

- Solltest Du auch stets neues erkunden; bewusst neugierig sein. Ermittle Deine

Spezialgebiete und suche aktiv mehr Informationen darüber.

- Nimm Dir Zeit, um Bücher und Artikel zu lesen, die Dich anspornen. Plane hierfür unbedingt regelmäßig Zeit ein.

- Erweitere bewusst Deinen Wortschatz. Sammle neue Wörter und bringe deren Bedeutung in Erfahrung.

- Wahrscheinlich liest Du gerne Wörterbücher oder Lexika. Dieser Vorschlag erscheint anderen eher merkwürdig, aber für Menschen wie Dich ist dies eine gute Methode, Deine Selbstauffassung zu bestärken. Das Internet ist hier selbstverständlich eine eine ebenso hervorragende Quelle.

- Überlege Dir ein System, wie Du Informationen leicht ablegen und wieder finden kannst. Eine Möglichkeit ist es einfache Ordner zu nehmen in denen Du ausgeschnittene Artikel sammelst, eine andere ist es Datenbanken im Computer anzulegen.

- Suche Situationen, in denen Du die gesammelten Informationen mit anderen teilen kannst.

- Nimm es als gegeben hin, dass Du niemals der Meinung sein wirst, endlich genug zu wissen.

- Kaufe Dir doch einen Monat lang unterschiedliche Dinge, die Du noch nie gehabt hast. Eine neue Zahnpaste, ein anderes Duschgel,... Probiere die Dinge aus, auch dies befriedigt die Stärke „Neugier"

- Komme mit neuen, Dir fremden Menschen in Kontakt. In einemm Verein oder ähnlichem. Frage sie nach einem besonderen Erlebnis und höre ihnen zu.

୧୫

Bist Du gerne kreativ? Spürst Du, dass es Dir Kraft gibt, etwas zu gestalten? Dann...

- Nutze diese Kreativität auf Deiner Yogamatte. Kombiniere Dir Deine Asana-Sequenz, Deine eigene Übungsabfolge.

- Oder verwandle einen beliebigen Gegenstand Deiner Wahl zu etwas Neuem. Wie wäre es zum Beispiel, die Muscheln, welche Du im letzten Urlaub gesammelt hast zu einem Sandbild zu verarbeiten? Oder als Mobile zur Dekoration in Deinem Bad?

- Versuche zu malen. Wenn Du nicht frei zeichnen möchtest, kannst Du zu Beginn eine Vorlage wählen, Oder Dir „Malen nach Zahlen" schenken lassen. Dann stecke das fertige Bild in einen selbstgemachten Rahmen und schon hast Du Deine eigene Krativität weiter gefördert.

- Beginne zu schreiben. Ein Gedicht, Tagebuch,.. Einfach so für Dich. Lass die Gedanken zu Papier fließen. Freue Dich über das was entsteht.

- Liebst Du schöne Sprüche oder Zitate? Erstelle Dir doch Deine eigene Pinnwand mit diesen kleinen Kostbarkeiten und erfreue Dich daran.

- Dekoriere immer wieder neu. Nach Jahreszeiten, Festen, besonderen Tagen,...? Lass Deiner Fantasie dabei freien Lauf.

- Liebst Du Blumen? Im Frühjahr oder Sommer kannst Du wunderbar wilde Blumen pflücken und auch diese zu schönen Sträußen oder Arrangements verarbeiten.

Dies waren nun einige Vorschläge, wie Du Deine Kreativität nutzen und leben kannst. Es gibt noch unzählige weitere Möglichkeiten.

Was fällt Dir dazu ein?

ⱭⱭ

Eine meiner Stärken, die ich nicht als solche erkannt habe ist die „Empathie" . Vielleicht ist diese auch bereits auf Deiner Liste? Menschen mit einem starken Gefühl der Verbundenheit bauen Brücken zwischen Menschen und Gruppen und zeigen ihnen, wie sie mit anderen umgehen und sich auf andere verlassen können. Sie helfen anderen, in der Unberechenbarkeit der Welt, die sie umgibt, einen Sinn zu erkennen, was ihnen angesichts von Unsicherheit ein Gefühl von Trost und Stabilität gibt. Einfach ausgedrückt kann ihre Fähigkeit, Vergangenheit, Gegenwart und Zukunft miteinander zu verbinden, anderen Perspektive, Anleitung und Hoffnung geben. Wenn dies für Dich zutrifft, dann:

- Hilf auch Du anderen dabei, in alltäglichen Ereignissen einen Sinn und Zusammenhang zu erkennen. Führe konkrete Beispiele an, die Deine Freunde und Kollegen erkennen lassen, wie ihr Handeln andere beeinflusst.

- Nimm Dir gezielt ein paar Minuten gesondert Zeit, in denen Du in Ruhe nachdenkst. So kannst Du Muster besser erkennen und leichter Anpassungen vornehmen, die zum Beispiel zur Steigerung der Effektivität der Gruppe, mit der Du arbeitest, beitragen.

- Ziehe Rollen in Betracht, in denen Du anderen zuhören und sie vielleicht auch beraten kannst.

- Hilf den Menschen in Deinem Umfeld, unvorhersehbare und unerklärliche Ereignisse zu bewältigen. Du kannst ihnen Stabilität geben, wenn sie mit unerwarteten Situationen konfrontiert sind.

- Informiere Dich über verschiedene Methoden, dieses Verbundenheitsgefühl zu vertiefen. Gründe beispielsweise einen Lesekreis.

- Würdige und verfeinere Deine Gabe dazu, die Gedanken und Gefühle anderer zu verstehen.

- Übe noch präzisere Worte für die Gefühle zu finden, die Du erlebst und bei anderen beobachtest. Hilf auch anderen, ihre Gefühle zu benennen. Personen, die ihre Gefühle ausdrücken können, scheinen besser mit anderen Menschen zusammenarbeiten zu können.

- Schaffe in Deinen Beziehungen zu anderen eine Vertrauensgrundlage. Sage ihnen, dass Du weißt, wie sie sich fühlen.

- Hilf Deinen Kollegen, auf die Gefühle ihrer anderen Kollegen zu achten.

- Entwickle Abläufe, die Dir am Ende jedes Tages helfen, Dich zu entspannen. Wenn Du das nicht tust, kann es manchmal geschehen, dass Du von Deinem Einfühlungsvermögen überwältigt wirst.

- Manchmal ist Schweigen einfach Gold. Du kannst andere Menschen auch ohne Worte wissen lassen, dass Du über ihre Gefühle im Bilde bist. Verfeinere diese nonverbale Kommunikation im Lauf der Zeit

ଔଓ

Hast Du ein gutes Urteilsvermögen? Auch dies ist eine Stärke, welche Du wie folgt fördern kannst:

- Nimm bei dem Streit mit jemandem dessen Standpunkt ein und behalte einen Blick für die Möglichkeiten. Übrigens: aus dessen Sicht zu argumentieren wird ihm ebenfalls zeigen, dass Du ihn verstehen willst und könnte zudem seine Offenheit steigern.

- Stelle jemandem zwei klärende Fragen, der eine andere Lebenseinstellung hat als Du.

ଔଓ

Auch ein ausgepräger Intellekt kann eine Stärke sein. Dies klingt für Dich eventuell überheblich oder seltsam. Aber die besondere Stärke von Menschen mit einem ausgeprägten Intellekt entstehen aus dem Prozess, der abläuft, während sie nachdenken. Wenn ihnen ausreichend Zeit zum Nachdenken und Verarbeiten zur Verfügung steht, kommen sie zu weisen und klaren Schlüssen. Sie sind gute Gesprächspartner, die anderen dabei helfen, neue Lösungen für Probleme zu finden oder die Qualität ihrer Arbeit zu optimieren. Um diese Stärke zu unterstützen:

- Denke oft und gründlich nach.

- Reserviere Dir jeden Tag einige Minuten dafür, einfach nur um Deine Gedanken zu sammeln. Dein Denken wird dadurch präziser und effizienter.

- Nimm Dir immer die Zeit, große Projekte zu durchdenken, bevor sie tatsächlich angegangen werden. Wenn Du Deine Erkenntnisse rechtzeitig einbringen kannst, kann ein Projekt überlegter und ohne Nachbesserungen voranschreiten.

- Überlege Dir, mit welchen Kollegen oder Freunden Du Dich häufig intellektuell austauschen kannst. Der fruchtbare Austausch wird Dein Denken und das der anderen anregen.

- Notiere Deine Ideen in einem Protokoll oder einem Tagebuch. Diese Ideen sind Wasser auf Deinen geistigen Mühlen und können wertvolle Einblicke bieten.

- Nimm Dir Zeit zum Schreiben. Das schriftliche Festhalten ist die beste Möglichkeit, Deine Gedanken herauskristallisieren zu lassen und ineinander zu integrieren.

- Erläutere anderen, warum Du Zeit brauchst, um in Dich zu gehen. Andere haben den Eindruck, dass Du langsam handelst, obwohl Du nur in Dich gehst, um an Deinen Idee zu arbeiten.

☙❧

Kultivierst Du eine besondere Form von Weitsicht? Überblickst Du manche Dinge schneller als andere? Folgende Ideen können dann hilfreich für Dich sein:

- Nimm bezüglich einer Deiner Sorgen die Perspektive Deines 80-jährigen Ichs ein und beobachte aus dieser Sicht, wie schwer diese Sorge von dort noch wiegt.

- Überlege, welches weise Zitat Dir so am Herzen liegt, als dass Du danach leben könntest. Überlege Dir eine Sache, mit der

Sie schon heute ein wenig näher im Einklang mit diesem Zitat leben kannst.

႙ၜ

Bist Du besonders mutig?
Fördere dies und lebe danach indem Du:

- Einfach einmal „Nein" zu jemanden sagst

oder

- Bei einer Gelegenheit gegen den Strom schwimmst, eine andere Meinung als die übliche pflegst. Traue Dich, etwas laut auszusprechen, das Du sonst für Dich behalten würdest (z.B. könntest Du eine Frage stellen, die Dir „unwichtig" vorkommt).

႙ၜ

Gehört Ausdauer zu Deinen herausragenden Stärken?

- Setze einen Haken hinter Deine Aufgaben und erfreue Dich an dem Gefühl, etwas zu Ende gebracht zu haben.

- Setze Dir ein neues mittelfristiges Ziel (z.B. in einem haben Jahr), schreibe zwei mögliche Hindernisse auf und die Wege, wie Du diese umgehen kannst.

꙼

Bist Du sehr ehrlich und aufrichtig?

- Schreibe eine Sache auf, bei der Du Dich selbst noch belügst und finde heraus, warum.

- Räume die „halbe Wahrheit" bei jemandem aus, dem Du ehrlich gegenüber sein willst und der es verdient hat.

꙼

Steckst Du voller Elan und Tatendrang?

- Gehe in eine Buchhandlung, blättere ein paar Reiseführer durch und entscheide Dich für Deinen nächsten Urlaub! Wenn Du willst, plane dafür gleich die ersten Schritte!

- Zeige Deine Energie durch ein bunte, ungewöhnliche Kleidung.

꙼

Bist Du ein sehr herzlicher Mensch? Hast Du eine große Liebesfähigkeit?

- Nimm jemanden, den Du sehr magst einfach in den Arm.

- Teile einem Freund oder einer Freundin mit, welche Stärke Du ihn ihm siehst und wie Du diese bei ihm schätzst.

Cഗു৪ひ

Zeichnest Du Dich durch große Freundlichekit aus? Stärke dies indem Du:

- Jemand mit einem zufälligen Akt der Freundlichkeit überrascht.

- Dein gegenüber bei Deinem nächsten „Danke" anlächelst.

Cഗু৪ひ

Auch Soziale Kompetenz kann eine Deiner Stärken sein.

- Frage jemanden, mit dem Du normalerweise selten sprichst, nach seinem Tag. Vielleicht jemanden, der etwas traurig aussieht.

- Sprich Deine Wahrnehmung gegenüber jemandem aus, bei dem Du Frustration, Enttäuschung, Nervosität oder auch Freude feststellst. Damit teilst Du nicht nur Dich mit, sondern auch das Gefühl als solches mit dem Gegenüber.

Bist Du besonders teamfähig?

- Packe bei etwas mit an: Vielleicht kannst Du beim einkaufen einer älteren Dame helfen, indem Du Dich für sie bückst oder ihr etwas aus einem Regal holst, an das sie nicht herankommt? Oder Du kannst in einem Verein beim Kuchenverkauf auf einer Veranstaltung helfen? Gemeinsam macht alles mehr Spaß und stärkt den Zusammenhalt.

- Bringe eine vergangene gemeinsame Aktion noch einmal auf und teile diese mit den Beteiligten.

CR8O

Zeichnet Dich Fairness aus?

- Binde jemanden in ein Gespräch mit ein, der sonst eher ausgeschlossen und still ist.

- Hilf jemandem, der benachteiligt ist. Dies kann ein Mensch oder auch ein Tier sein.

CR8O

Vielleicht hast Du eine besondere Stärke im Führen anderer?

- Hilf jemandem, dessen Stärken Du noch nicht genutzt siehst, bei deren Entdeckung und Anwendung (vielleicht sogar durch diese Liste und die enthaltenen Vorschläge).

- Bilde eine Gruppe für etwas, an das Du glaubst und das Du unterstützen möchtest. Menschen in Not, alleinerziehende Frauen,...

გზდ

Gelingt es Dir gut, anderen zu vergeben?

- Lasse los bei einer vergangenen Enttäuschung durch jemand anderen. Zum Beispiel durch einen Brief in dem Du um Vergebung bittest. (Du musst ihn deshalb trotzdem nicht abschicken)

- Erlaube Dir Fehler zu machen. Und wenn es nur an einem Tag in der Woche ist.

გზდ

Bist Du bescheiden? Auch dies ist eine Stärke!

- Nimm Dich bei einer Konversation, bei der Du normalerweise hohe Redeanteile hast, etwas zurück und sprich nur ein paar offene Fragen an.

- Sei auch einmal stiller Genießer und überlasse den Ruhm gerne einem anderen.

CZ80

Bist Du besonnen?

- Nimm Dir bei einer größeren oder kostspieligeren Entscheidung eine Nacht Zeit, bevor Du sie triffst.

- Besinne Dich auf eine Aktion in Deinem Leben, bei der Du extrem gelassen und ruhig warst und überlege Dir, was das begünstigt hat.

CZ80

Selbstbeherrschung ist ebefalls eine Stärke, die es zu unterstützen gilt.

- Wenn Du das nächste Mal eine rote Ampel verfluchst oder anderweitig angespannt bist, nimm drei tiefe Atemzügeund konzentriere Dich alleine darauf.

- Bist Du ärgerlich auf jemanden? Überlege Dir, was der wahre Grund dafür ist und ob Dein Gegenüber etwas dafür kann. In jedem Fall ist tiefes Atmen auch hier wirkungsvoll.

CZ80

Hast Du einen besonderen Sinn für das Schöne im Leben?

- Mache einen Spaziergang in der Natur. Bleibe stehen und schaue Dich um. Welche erstaunlichen Dinge kannst Du sehen?

- Schaue Dir einen für Deinen Geschmack schönen Menschen an. Warum ist er in Deinen Augen schön oder ästhetisch?

☙❧

Eine für mich persönlich sehr wichtige Stärke ist die Dankbarkeit. Selbst wenn Du meinst, diese ist nicht so ausgeprägt, versuche doch einmal folgendes:

- Bedanke Dich bei jemanden auf eine von zahlreichen Arten. Mache das einen ganzen Monat bei verschiedenen Menschen, um diese Stärke noch weiter zu fördern.

- Werde Dir jeden Abend bewusst, für was Du heute dankbar warst. Versuche mindestens drei Dinge zu finden und schreibe Dir diese auf. Du wirst bald feststellen, dass sich diese Übung verselbständigt und Du immer mehr Punkte auf Deiner Liste anführen wirst.

☙❧

Eine besondere Stärke ist es humorvoll zu sein. Dies lässt sich wie folgt fördern:

- Sieh Dir ein witziges Video auf einem der zahlreichen Internetkanäle an und teile es mit jemandem, den Du magst.

- Mache etwas Spontanes und Lustiges. Etwas, das Du als Kind auch schon gerne getan hast.

ဆ၈ၵ

Auch Spiritualität kann eine Deiner Stärken sein.

- Lies über eine Religion oder Glaubensrichtung und denke Dich für einen Moment in sie hinein. Gibt es Ähnlichkeiten zu dem, an das was Du glaubst?

- Spüre in Dich hinein. Nimm diesen Augenblick wahr. Achtsamkeit ist eine Form der liebevollen Zuneigung zum **Jetzt** und kommt in jeder Glaubensrichtung vor.

ဆ၈ၵ

Diese Liste ist nur der Anfang von vielen Möglichkeiten, Deine Stärken zu leben und sie täglich zu trainieren. Damit tust Du Dir gut, fühlst Dich glücklicher und bist Dir Deiner Kraft mehr und mehr bewusst, um gleich der Heldin durch Dein Leben zu gehen. Denke daran: Je häufiger Du Deine ohnehin starken Seiten nutzt und anwendest, desto leichter werden sie Dir fallen, desto häufiger wirst Du sie einsetzen können und desto schneller werden Dir weitere Möglichkeiten der Anwendung in den Sinn kommen. Aus Deinen Stärken heraus wächst dann auch Deine innere Kraft mehr und mehr an. Diese wurzelt aus einem tiefen Urvertrauen in das eigene Sein und in die Entscheidungen, welche Du triffst. Hierfür ist es zudem gut, wenn Du Deine Intuition, Dein Bauchgefühl stärkst. Denn Du bist Dein eigener Chef.

Wenn Du nicht weißt, was gut für Dich ist, wer soll es dann tun?

ᑫᔆᓬ

4.2 Finde heraus was gut für Dich ist

Wie kannst Du dies tun? Indem Du immer wieder in Dich hineinspürst und wahrnimmst, was Dir Dein Bauchgefühl, Deine „Intuition" sagt. Mit diesem Begriff verbinden wir normalerweise das Unbewusste, welches uns über Gedanken, Gefühle und Bilder Informationen übermittelt, die über den wachen Verstand weder verarbeitet noch verstanden werden können.

Selbst die Wissenschaft hat sich bereits mit dem Bauchgefühl oder besser der Intuition beschäftigt. Die neuesten Resultate zeigten, dass Menschen mithilfe der unbewussten Wahrnehmung häufig weitaus bessere Entscheidungen treffen als mit dem

Verstand. Dies liegt daran, dass das Unterbewusstsein in kürzester Zeit eine höhere Anzahl von unterschiedlichsten Informationen verarbeiten kann. Auf der rationalenr Ebene und mit bewussten Gedanken ist diese Vielzahl von Gedanken nicht möglich. Da heutzutage bekannt ist, dass viele Menschen auch von ihrer Intuition gewarnt werden und so Fehler bei Entscheidungen vermeiden können, sollte dies für uns ein Anreiz sein, unsere Intuition wieder mehr zu stärken.

Erlebt hat sicherlich jede von uns solche Momente, indem wir sie gespürt haben. Zum Beispiel, wenn wir jemand neues kennenlernen. In diesem Moment spricht unser Unterbewusstsein zu uns, entscheidet, ob wir diesen Menschen mögen oder nicht. Ob er authentisch ist und es gut mit uns meint. In diesen Momenten werden von unserem „Bauchgehirn" sekundenschnell ganz viele Informationen verarbeitet. Dies zu erklären füllt viele weitere Bücher, gerne empfehle ich das folgende:

„Wie der Bauch dem Kopf beim Denken hilft: Die Kraft der Intuition", von Bas Kast; Verlag: Fischer

Wichtig für uns als Heldin ist es hier erst einmal zu wissen, dass jeder Mensch über Intuition verfügt und mit ihr Entscheidungen im Bruchteil einer Sekunde trifft. Dabei können wir feststellen, dass diese Entscheidungen in der Regel den richtigen Gedanken in sich tragen. Dies liegt mit daran, dass das Bauchgefühl eine intuitive Kraft ist und ein Teil besonders kreativer Entwicklungen im Inneren. Unser bewusster Verstand überprüft im Nachhinein die getroffenen Resultate und stellt dabei fest, dass wir meist der richtigen Eingebung gefolgt sind.

Vereinfacht ausgedrückt handelt es sich im weitesten Sinne um die Fähigkeit, Informationen, Situationen oder Menschen sekundenschnell zu verarbeiten. Vielleicht hast Du momentan wenig Zugang oder Vertrauen in diese innere Stimme, dann möchte ich Dich ermutigen dies wieder zu lernen, beziehungsweise dies zu verbessern. Sie ist es, die Dir Kraft aus dem inneren gibt, Deine Basis als Heldin darstellt.

„Alles was zählt, ist Intuition"
(Albert Einstein)

4.2.1 Wie verbessere ich meine Intuition?

Intuition basiert im wesentlichen auf einer ausgeglichenen Ebene von Körper, Geist und Seele. Menschen, die ausgeglichen sind, können in diesem Zustand besser auf ihre Intuition zurückgreifen, als in stressigen Zeiten, in denen Kopf und Bauchgefühl wie voneinander abgeschnitten scheinen. Um unsere Intuition nutzen zu können. Müssen wir also mithilfe von Entspannungstechniken wie Autogenes Training, Meditation und vor allem auch Yoga lernen, wieder die innere Mitte zu spüren. Dem Stress etwas entgegensetzen, der uns davon abhält unsere innere Stimme zu hören.

In einer entspannten Situation erscheint uns dann die Intuition wieder klarer und ist im Alltag und Berufsleben ein gutes und nahezu sicheres Instrument. Sie ist eine Art Vision oder plötzlich Eingebung, welche vor dem inneren Auge auftaucht und meist eine Art eine Lösung oder auch eine völlig neue Idee hervorbringt.

Um unsere **Intuition zu verbessern** ist es also wichtig, eine für sich geeignete Entspannungs-methode zu finden. Hier kannst Du auch wieder auf die bereits vorgestellten Methoden in diesem Buch zurückgreifen. Die Atemmeditation, die Geh-meditation, Yoga-Vipassana oder vielleicht auch die Phantasiereise... Denke einen Moment nach.

Wodurch kannst Du Dich am besten entspannen?

Hintergrund ist dabei ebenfalls, dass Du im „Flow" bist, sobald Du Dich entspannt in eine problematische Situation hineinbegeben kannst. Mit anderen Worten: „im Fluss Deiner inneren Kraft". Diesen Fluss zu spüren, die bewegende Kraft, welche Dich vorantreibt, setzt dabei auch voraus, loslassen zu können. Denn wer loslassen kann, ist in der Lage, schneller Prioritäten zu setzen um vorwärtszukom-men. Auch hierbei unterstützt uns wieder die Intuition. Alte Gedankenmuster und Erinnerungen wirken diesen Fluss entgegen, blockieren uns und damit auch wieder Intuition. Sie ist zwar immer noch vorhanden, wird aber von uns nicht mehr wahrgenommen. Deshalb ist es so wichtig durch

Entspannung wieder Raum für neue Gedanken und Ideen zu schaffen. Genauso wie in alltäglichen Situationen ganz **bewusst den Bauch befragen**. Zum Beispiel beim Essen. „Was würde mir jetzt gut tun?" „Der Salat oder doch lieber ein Steak mit Pommes?" Fange mit einfachen Dingen an und nutze die Fragen dann auch für kleinere und größere Probleme, welche Du mithilfe der Intuition lösen kannst. **Die Intuition ist wie ein Muskel, den Du trainieren musst, um ihn zu stärken!**

☙❧

Mit diesem Kapitel haben wir nun gelernt unsere Stärken zu erkennen und im Alltag so oft wie möglich einzusetzen. Ebenso lernten wir, unsere innere Stärke, die Intuition wahzunehmen und zu fördern. Somit steht Dir ein Leben als Heldin offen. Diese geht achtsam und präsent durch das Leben. Bleibt ausgerichtet auf ihr Ziel, welches sich durchaus verändern kann. Hindernisse und Niederlagen nimmt sie an und geht gestärkt aus ihnen hervor. Sie weiß um ihre Stärken, die sie täglich einsetzt, um diese so noch mehr wachsen zu lassen. Als Basis zu allen Entscheidungen dient ihr das Bauchgefühl, ihre Intuition.

☙❧

Wie weit konntest Du den Weg nun bereits mit ihr gehen?

☙❧

Bist Du Dir Deiner Heldin bewusst?

ৎৡৡ৹

Spürst Du Deine Kraft?

ৎৡৡ৹

Wie geht es Dir damit?

ৎৡৡ৹

Ich habe mit dem Schreiben dieses Buches eine Vision für mich gefunden. Atemmeer – die Wohlfühloase wird Online gehen. Es wird ein Lesecafé entsehen, eine Plauderecke (Chatroom), eine Akademie in dem es Voträge gibt, ein kleiner Shop und eine Ecke mit Inspiriationen. Vielleicht kommst Du mich ja einmal besuchen? Ich freue mich auf Dich unter: www.ute-frank.de

ৎৡৡ৹

Für die Heldin in Dir gibt es nun zum Abschluß noch ein paar Impulse, um Dir zu sagen, wie Dein Leben verlaufen kann...

Ausklang: Das Leben einer Heldin

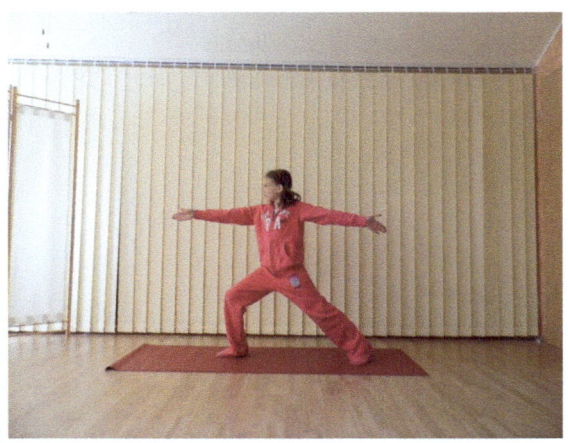

Eine Heldin geht immer ihren Weg. Sie ist selbstsicher und vergleicht sich nicht mit anderen, den dies bringt nichts Gutes. Für uns, die wir dies vielleicht noch nicht verinnerlicht haben, kommt hier ein weiter kleiner Impuls:

Vom Bäumlein, das andere Blätter hat gewollt

Wir vergleichen uns gerne mit anderen und schließen dabei meist schlechter ab. Dabei übersehen wir unsere Stärken und was uns so einzigartig macht. Auch dem Bäumlein, das andere Blätter haben wollte, erging es nicht anders:

Es ist ein Bäumlein gestanden im Wald
in gutem und schlechtem Wetter.
Das hat von unten bis oben
nur Nadeln gehabt statt Blätter.

Die Nadeln, die haben gestochen,
das Bäumlein, das hat gesprochen:
„Alle meine Kameraden
haben schöne Blätter an,
und ich habe nur Nadeln,
niemand rührt mich an.

Dürft' ich wünschen, wie ich wollt',
wünscht' ich mir Blätter von lauter Gold."
Wie's Nacht ist, schläft das Bäumlein ein,
und früh ist's aufgewacht.

Da hatt' es goldene Blätter fein,
das war eine Pracht!
Das Bäumlein spricht: „Nun bin ich stolz.
Goldene Blätter hat kein Baum im Holz."

Aber wie es Abend ward,
ging der Mann durch den Wald
mit großem Sack und großem Bart.
Der sieht die goldnen Blätter bald.
Er steckt sie ein, geht eilends fort
und lässt das leere Bäumlein dort.

Das Bäumlein spricht mit Grämen:
„Die goldnen Blättlein dauern mich,

ich muss vor den andern mich schämen,
sie tragen so schönes Laub an sich.

Dürft' ich mir wünschen noch etwas,
so wünscht' ich mir Blätter von hellem Glas."
Da schlief das Bäumlein wieder ein,
und früh ist's wieder aufgewacht.

Da hatt' es glasene Blätter fein.
Das war eine Pracht!
Das Bäumchen sprach: „Nun bin ich froh.
Kein Baum im Walde glitzert so."
Da kam ein großer Wirbelwind
mit einem argen Wetter.
Der fährt durch alle Bäume geschwind
und kommt an die gläsernen Blätter.

Da lagen die Blätter von Glase
zerbrochen in dem Grase.
Das Bäumlein spricht mit Trauern:
„Mein Glas liegt in dem Staub.
Die anderen Bäume dauern
mit ihrem grünen Laub.
Wenn ich mir noch was wünschen soll,
wünsch' ich mir grüne Blätter wohl."
Da schlief das Bäumlein wieder ein,
und wieder früh ist's aufgewacht.
Da hatt' es grüne Blätter fein.
Das Bäumlein lacht
und spricht: „Nun hab' ich doch Blätter auch.
Dass ich mich nicht zu schämen brauch."

Da kommt mit vollem Euter
die alte Geis gesprungen.
Sie sucht sich Gras und Kräuter
für ihre Jungen.
Sie sieht das Laub und fragt nicht viel,
sie frisst es ab mit Stumpf und Stiel.

Da war das Bäumchen wieder leer,
es sprach nun zu sich selber:
„Ich begehre nun keine Blätter mehr,
weder grüner, noch roter, noch gelber!
Hätt' ich nur meine Nadeln,
ich wollte sie nicht tadeln."

Und traurig schlief das Bäumlein ein,
und traurig ist es aufgewacht.
Da besieht es sich im Sonnenschein
und lacht und lacht!
Alle Bäume lachen's aus.
Das Bäumlein macht sich aber nichts daraus.
Warum hat's Bäumlein denn gelacht,
und warum denn seine Kameraden?
Es hat bekommen in der Nacht
wieder alle seine Nadeln,
dass jedermann es sehen kann.
Geh' 'naus, sieh's selbst, doch rühr's nicht an!
Warum denn nicht?
Weil's sticht.

Friedrich Rückert, dt. Dichter, 1788-1866

Jede von uns ist einzigartig und es hat einen Grund, warum wir so sind, wie wir sind. Lebe Deine Einzigartigkeit, denn **DU** bist etwas besonderes!

CBEO

Richte Dich aus, auf Deine Besonderheit. Nimm Dich an, so wie Du bist. Schau solange in den Spiegel, bis Du Dich voll und ganz annehmen kannst.

CBEO

Keine andere ist wie **DU**! Darum lebe auch nicht das Leben einer anderen. Lerne Dein eigenes „Dharma", Deine Bestimmung zu leben. Lerne zu **SEIN**. In diesem Buch hast Du Vorschläge bekommen, was Du dafür tun kannst. Nimm Dir immer wieder die Zeit dafür diese anzuwenden, zu verinnerlichen. Veränderung braucht Zeit.

CBEO

Versuche immer wieder Deine Balance in Dir selbst zu finden. Wie schon in meinem ersten Buch empfohlen, so möchte ich Dir hier noch einmal raten, Dir unbedingt Zeit für Dich einzuplanen. Dir etwas Gutes tun und wieder lernen auf Deine innere Stimme zu hören.

CBEO

Gönne es Dir „unperfekt" zu sein. Fehler sind menschlich und machen Dich authentisch. Auch mit Fehlern bist und bleibst Du eine Heldin.

Denn die Suche nach dem Perfekten, ob bei sich selbst oder bei anderen, ist meist hinderlich und lässt oft viel Zeit verlieren. Eine Heldin weiß dies, sie nimmt die Dinge an wie sie sind und sieht allein darin deren Perfektion. Oder hast Du Dich jemals darüber beschwert, dass die Bäume nicht kerzengerade nach oben wachsen? An einer Wiese die Blumen nicht mit dem Lineal ausgerichtet sind und in unregelmäßigem Abstand blühen? Gerade diese scheinbaren unperfekten Dinge machen die Welt doch interessant. Lerne also lieber zu Deinen Fehlern zu stehen und sei Dir bewusst, dass **Du so perfekt bist wie Du bist.**

Hierzu wieder eine sehr schöne Geschichte, die zeigt, was uns die Suche nach zuviel Perfektion einbringt:

Die perfekte Frau

Der Meister saß mit seinen Schülern zusammen. Da wurde ihm eine Frage gestellt:

„Meister, warum hast du nie geheiratet?"
Der Meister überlegte kurz und antwortete:
„An mir lag es nicht. Ich hatte mir vorgenommen, nur die perfekte Frau zu heiraten. Sie sollte schön,

intelligent und lieb sein. So habe ich viele Jahre damit verbracht, eine solche Frau zu suchen."

„Und hast du sie gefunden?", wollte ein Schüler voreilig wissen.

„Ja, ich habe sie tatsächlich gefunden. Sie war perfekt und ich war so glücklich!"

„Und warum hast du sie dann nicht geheiratet?"

Der Meister seufzte:
„Das wollte ich, doch sie suchte den perfekten Mann."

Persische Geschichte

 C3 80

Um Dich bei allen diesen Einstellungen zu unterstützen folgen jetzt im Anschluß noch einige „Heldinnenhafte Haltungen". Damit kannst Du über Deinen Körper Deine Seele erreichen. Anders ausgedrückt:

Über die äußere Haltung Deine innere Haltung verändern, oder noch besser: verstärken.

Heldinnenhafte Übungen

1. Dreieck

Komme in den breiten Grätschstand und strecke Deine Arme in Schulterhöhe aus. Dann lass zuerst die rechte Hand am rechten Bein entlang nach unten wandern. Der linke Arm bleibt nach oben Richtung Decke ausgestreckt. Versuche Dich so weit wie möglich zur Seite zu neigen. Dein Blick zur ausgestreckten Hand nach oben gerichtet. Sieh Dir so die Dinge auch mal von einer anderer Seite an. Halte in dieser Stellung drei bis fünf Minuten und wechsle dann nach links zur anderen Seite.

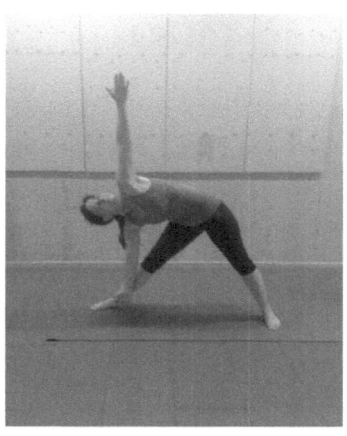

⊰⊱

2. Seitliche Winkelhaltung

Gleiche Ausgangshaltung wie bei 1., dann stelle den rechten Fuß aus und beuge ihn an. Lege den rechten Arm angewinkelt auf das Knie auf, während der linke Arm über den Kopf zieht. Dein Blick geht auch hier zur linken Hand. Dieses Asana hilft Dir Unterstützung bei einer anderen Sichtweise zu holen oder Dir selbst welche zu geben.

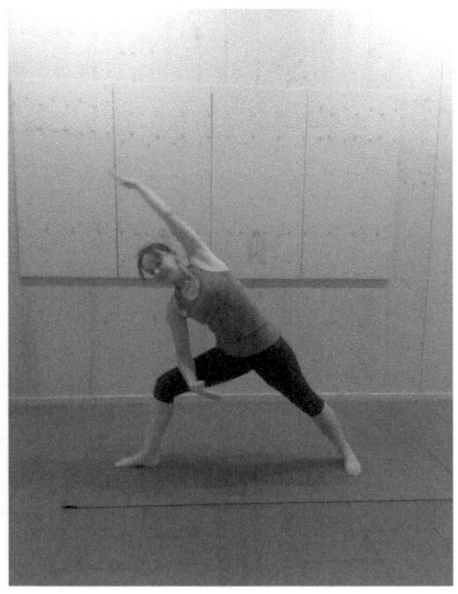

ॐ

3. Friedvolle Heldin

Richte Dich aus der zweiten Haltung auf. Dein rechter Arm geht dabei nach oben während der linke am linken gestreckten Bein entlang nach unten wandert. Halte dieses Asana und mache Dir bewusst, wofür Du in Deinem Leben dankbar bist. Spüre den Frieden in Dir, der sich dadurch ausbreitet und kehre dann zur vorangegangen Nummer zurück um beide Haltungen zur anderen Seite durchzuführen.

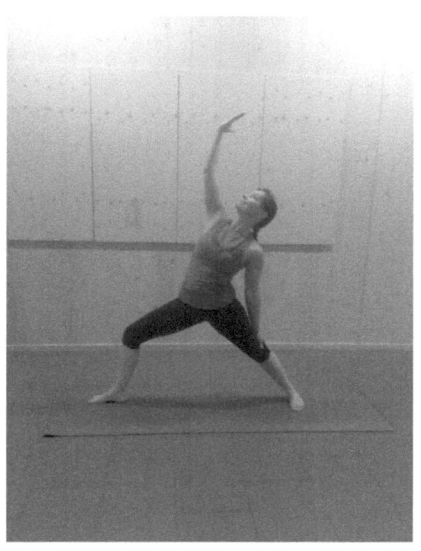

തജ്ഞ

4. Gebundene Heldin

Beginne wieder in der Haltung unter 1. Dann lege Deine rechte Hand an der Innenseite des rechten Fußes auf den Boden und strecke den linken Arm zur Decke. Nun lass den linken Arm hinter Deinem Rücken fallen. Führe Deinen rechten Arm unter dem rechten Oberschenkel durch, um die linke Hand bzw. das linke Handgelenk zu umgreifen. Diese Haltung steht für Kraft und Flexibiliät.

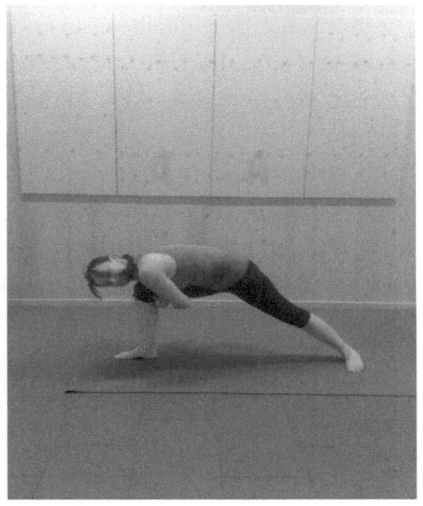

☙❧

Ausklang

Die Letzten Worte von Steve Jobs

Durch Zufall habe ich in einem Internetforum die letzten Worte von Steve Jobs den Gründer der Firma Apple, gefunden. Nach weiterer Recherche fand ich heraus, dass sie in vielen Blogs aber auch bekannten Zeitschriften erschienen sein sollen. Ich mag mich nicht dafür verbürgen, dass diese wirklich von ihm stammen, in jedem Fall haben sie mich sehr bewegt und auch berührt. Bekannt ist, dass er als einziges Ebook auf seinem Iphone die „Autobiografie eines Yogi" hatte und somit würden diese Worte wirklich zu ihm passen. Ich möchte sie zum Abschluß für alle Euch Heldinnen hier wiedergeben, denn sie sind es wert, darüber zu reflektieren und Teil der Lebenseinstellung einer Heldin zu werden:

Hier die frei Übersetzte Aussage seiner (angeblich) letzten Worte:

„Ich habe den Gipfel des Erfolgs in der Geschäftswelt erreicht. In den Augen der Menschen gilt mein gesamtes Leben als eine Verkörperung des Erfolgs. Jedoch abgesehen von meiner Arbeit, habe ich wenig Freude in meinem Leben. Letztendlich gilt mein Reichtum nur als Fakt des Lebens, an den ich gewohnt bin. In diesem Augenblick, wo ich in einem Krankenbett liege und auf mein ganzes Leben zurückblicke, verstehe ich, dass all die Anerkennung und all der Reichtum, worauf ich so stolz war, an Wert verloren haben vor dem Gesicht des kommenden Todes. In der Dunkelheit, wenn ich die grünen Lämpchen der Lebenserhaltungsmaschinen beobachte und mir das mechanische Brummen dieser Maschinen anhöre, fühle ich die Atmung des Todes immer näher auf mich zukommen. Jetzt weiß ich, dass wir uns komplett andere Fragen im Leben stellen müssen, die mit Reichtum nichts gemeinsam haben...

Es muss dort noch etwas sein, das uns als viel Wichtigeres im Leben erweist: womöglich ist es eine zwischenmenschliche Beziehung, womöglich Kunst, womöglich auch Träume in unserer Kindheit... Non-Stop im Erreichen des Reichtums macht einen Menschen zu einer Marionette, was auch mir passiert ist. Der Gott hat uns solche Eigenschaften wie Gefühle für das Leben mitgegeben, damit wir in jedes Herz das Gefühl der Liebe überbringen können. Es darf keine Illusion bestehen bezüglich des Reichtums.

Den Reichtum, das ich im Verlaufe meines Lebens angehäuft habe, kann ich jetzt nicht mitnehmen. Was ich jetzt noch mitnehmen kann, sind Erinnerungen, die auf der Liebe basieren und mit Liebe erschaffen worden sind. Das ist der wahrhafte Reichtum, der euch jedes mal folgen muss, euch begleiten muss, der euch Kraft und Licht gibt weiterzugehen. Die Liebe kann wandern und reisen, wohin sie will. Denn genau wie das Leben, kennt auch die Liebe keine Grenzen.Geht dorthin, wo ihr hingehen wollt. Erreicht Höhepunkte in eurem Leben, die ihr erreichen wollt. Die ganze Kraft dafür liegt in euren Herzen und euren Händen. „Welches Bett gilt als das reichste Bett der Welt?" – „Es ist das Bett eines Kranken" ...

Ihr könnt euch vielleicht einen Chauffeur leisten, der für euch das Auto lenken wird. Oder ihr könnt euch Mitarbeiter leisten, die für euch das Geld verdienen würden. Niemand aber wird für euch all eure Krankheiten mittragen können. Das müsst ihr ganz alleine. Materielle Werte und Sachen, die wir mal verloren haben, können wiedergefunden werden. Es gibt aber eine Sache, dass wenn sie verloren geht, kann sie nicht wiedergefunden werden – und das ist DAS LEBEN. Wenn ein Mensch sich einem Operationstisch zubewegt, dann versteht er auf einmal, dass es noch ein Buch gibt, das er noch nicht zu Ende gelesen hat – und das ist „Das Buch über ein gesundes Leben". Es ist nicht wichtig, in welcher Lebensetappe wir uns gerade befinden. Jeder von uns wird früher oder später zu diesem Moment kommen, wo der Vorhang für ihn fallen wird. Dein Reichtum – das ist die Liebe zu deiner Familie, das ist die Liebe zu deiner Frau und deinem Mann, das ist die Liebe zu deinen Nächsten. Passt auf euch auf und sorgt euch um die anderen."

☙❧

Die Übungen im Überblick

Danksagung

Dankbarkeit ist ein Schlüssel zum Erfolg. Sie verbessert sowohl die Beziehungen zu anderen Menschen, wie auch deren Einstellung und Motivation. Dankbarkeit verbannt negative Gedanken und reduziert zudem Stress. Um ein Leben als Heldin führen zu können gehört es für mich dazu jeden Tag dankbarer zu werden, für die Dinge, die ich schon erreicht habe, für Freunde, für meine Gesundheit.

❧

Mein großes Dankeschön gilt auch wieder allen, die meinen Weg begleitet haben und letzendlich so ein Stück zu diesem Buch beigetragen haben. Allen voran meiner Freundin und gleichzeitigem Coach Nicole Seichter. Zudem natürlich auch besonders meiner Familie, für ihr Verständnis und ihre Liebe.

Aber auch allen meinen Lehrinnen und Lehrern. Ob sie dies bewusst waren oder auch nicht. Das Thema „Lehrer" wurde in der Geschichte eingangs bereits erwähnt, tauchte immer wieder im Buch auf und soll mit abschließender Geschichte nun den Bogen schließen. Somit möchte ich auch die Widmung dieses Buches erläutern:

Der Schüler stieg zusammen mit seinem Meister hinab in eines der Dörfer am Rande der Weißen Berge, um wöchentliche Besorgungen zu erledigen. Als sie an einem Feld vorbeigingen, kreuzten die beiden Mönche den Weg eines alten Bauern, der vor seinem Karren einen kräftigen Ochsen gespannt hatte und diesen mit der Peitsche antrieb. Der Meister verbeugte sich vor dem Ochsen und sprach: „Friede sei mit dir, mein ehrwürdiger Lehrer!"

Der junge Schüler runzelte daraufhin leicht verwirrt seine Stirn, blieb aber stumm. Einige Zeit später erreichten die Männer schließlich ihr Ziel. Unversehens eilte ihnen ein streunender Hund entgegen, auf der Jagd nach umherwehenden Stoffresten, abgebrochenen Zweigen und allerlei Unrat. Da beugte sich der Meister tief hinunter und begegnete dem Hund mit den Worten: „Friede sei mit dir, mein ehrwürdiger Lehrer!"

Der Jüngling runzelte erneut die Stirn und blieb abermals stumm. Des Abends zurück auf ihrem Heimweg, bat der Schüler nach stundenlangen Überlegungen seinen Begleiter dringend um eine Erklärung: „Mein geliebter Herr, wie kommt es, dass ihr in einem schuftenden Ochsen und in einem herrenlosen Hund eurerseits ehrwürdige Lehrer erkennt?" Darauf gab der weise Gelehrte lächelnd zur Antwort: „Mein junger Freund, wie kommt es, dass du ebendies nicht erkennst?" (Unbekannt)

Die Autorin

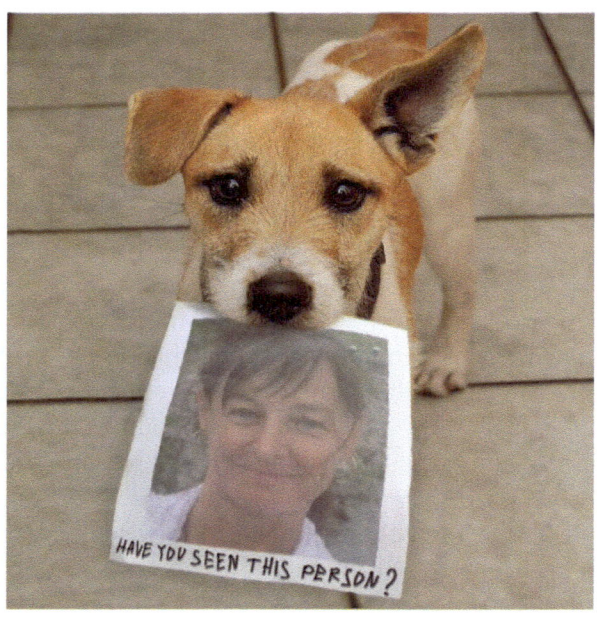

Ute Frank lebt und arbeitet in Sinzheim bei Baden-Baden. Sie ist glückliche Mutter von drei Kindern und neben dieser durchaus ausfüllenden Arbeit, möchte sie als Wellnesstherapeutin und Autorin andere Menschen inspirieren deren inneres Licht zum leuchten zu bringen. Ein Leben in der eigenen Kraft zu führen.

Weitere Bücher und Informationen der Autorin:
http://www.ute-frank.de/

Weiterführende Literatur / Quellen

Vertiefende Informationen unter folgendem Link:
www.wikipedia.org

Bücher

- Erleuchtung zum Frühstück – Nimm Dir Zeit zum Leben von Sandy Taikyu Kuhn Shimu, erschienen im Schirner Verlag , ISBN: 978-3843410786
- Die Yoga-Sutras im Alltag leben: Die philosophische Praxis des Patanjali, Eckard Wolz-Gottwald, erschienen im Verlag Via Nova, ISBN: 978-3866163041
- 5 Dinge, die Sterbende am meisten bereuen: Einsichten, die Ihr Leben verändern werden von Bronnie Ware, erschienen im Goldmann Verlag ISBN:978-3442157525
- Wie der Bauch dem Kopf beim Denken hilft, von Bas Kast, Verlag Fischer, ISBN:978-3596174515

Bücher der Autorin (im Online-Buchhandel erhältlich)

Erwecke die Heldin in Dir mit Yoga & Pilates
Ein Weg zu Selbstvertrauen und innerer Stärke
Ute Frank (Autor), Buch | Softcover
172 Seiten, erschienen 2015 bei Books on Demand
978-3-7386-4019-9 (ISBN)

Erwecke die Heldin in Dir läd Dich ein, kraftvoll und selbstbewusst durch das Leben zu gehen. Lerne Dich durch Übungen aus Yoga und Pilates anzunehmen, Vertrauen in

Dich zu finden und Deine innere Kraft zu spüren. Ein Übungsbuch, welches durch das gelebte Beispiel der Autorin mit vielen praktischen Vorschlägen daherkommt.

Wege aus dem Stresszyklus
mit Yoga & Pilates
Ute Frank (Autor), Buch | Softcover
200 Seiten, erschienen 2015 bei Books on Demand
978-3-7386-4012-0 (ISBN)

Wege aus dem Stresszyklus bietet körperliche und mentale Übungen an, um einen Ausstieg aus dem Hamsterrad zu finden. So werden die körperlichen Auswirkungen, wie Muskelverspanungen, flache Atmung, aufgelöst. Wege aus dem Stresszyklus durchbricht diesen und fördert so ein gutes Körpergefühl. Zudem bietet es durch mentale Übungen eine gelassene Innenschau um stressauslösende Gedanken zu identifizieren und im nächsten Schritt zu wandeln. Ein Buch für die aktive Stressprävention!

Die Yoga-Stadt
Yoga Geschichten für Kinder
Ute Frank, Charlotte Frank (Autoren)
Buch | Softcover, 60 Seiten
2015 2. Auflage, erschienen bei Books on Demand
978-3-7347-3003-0 (ISBN)

Die Yogastadt - Yoga Geschichten für Kinder

Yoga für Kinder stärkt das Selbstbewusstsein und fördert die Kreativität. Es hilft durch spielerische Atemerziehung, Förderung einer besseren Körperhaltung und lässt Kinder die Erfahrung der Stille machen. In lustigen Geschichten verpackt, können diese die Konzentration verbessern und sogar Ängste überwinden lernen. Durch Fantasiereisen und kleine Massagen erleben Kinder Entspannung als Ausgleich zu ihrem oft aufregenden Alltag.

Das Buch soll als Quelle der Inspiration für Kinder-Yogalehrer, Pädagogen und Mütter dienen. Den Kindern bis 11 Jahren wird es einfach Spaß und Freude beim Üben machen!

ଔଓ

Momentan nicht lieferbar, da eine überarbeitete Neuauflage geplant ist, sind die folgenden beiden Bücher:

Gelassen durch das Leben ziehen
die Wellness-Schnecke
Ute Frank (Autor), Buch | Softcover
180 Seiten, erschienen 2015 bei Books on Demand
978-3-7386-3085-5 (ISBN)

Gelassen durch das Leben ziehen, lehrt uns am Beispiel der Wellness-Schnecke Möglichkeiten zu einem geruhsameren und entschleunigten Leben zu finden. Wir lernen "in uns zuhause zu sein", Spuren zu hinterlassen und an unseren Zielen dranzubleiben. Obwohl es sich um ein Übungsbuch handelt, wird es durch Weisheitsgeschichten, Übungen und Texte zu einer unterhaltsamen Lektüre.

Yoga - ein Pilgerweg zu mir
Ute Frank (Autor), Buch | Softcover
372 Seiten, erschienen 2014 bei Books on Demand
978-3-7386-0714-7 (ISBN)

„Auf dem Weg sein" – das ist ein Sinnbild des Pilgerns, aber auch des menschlichen Lebens. Im Pilgern wird eine uralte Sehnsucht des Menschen sichtbar: aufzubrechen, den gewohnten Alltag hinter sich zu lassen, sich in der Fremde auf Neues einzulassen, auf ein Ziel hinzugehen und reich an Erfahrungen heimzukehren. Die Menschen des Mittelalters verstanden die Pilgerschaft überwiegend als Buße. Heute bewegen die Pilger andere Fragen – wie zum Beispiel: Wie finde ich wieder zu mir selbst? Kann ich auch einfacher leben? Was ist der Sinn meines Lebens? Dieses Buch schlägt eine Pilgerschaft der anderen Art vor. Nach dem Beispiel der Autorin lässt sich die Antwort auf die Sinnsuche auch mit der uralten Tradition des Yoga finden. Hierbei dienen die acht Glieder der Yogasutren als Hilfsmittel auf dem Weg, um dadurch die Einheit von Körper, Geist und Seele zu erfahren. Auf dieser Reise, die nach Innen führt, setzt man sich mit den eigenen Stärken und Schwächen auseinander. Die Philosophie des Yoga befähigt dabei, diese zu erkennen und anzunehmen. Inspirierende Geschichten, Zitate und wissenschaftliche Erkenntnisse halten das Buch lebendig. Das Buch versteht sich als Übungsbuch, denn wahre Veränderung erreicht man nur durch das Tun.

Wie jede Form des pilgern so bietet hiermit auch dieses Buch eine „ganzheitlich-spirituelle Reise zu sich selbst".